"十二五"国家重点图书出版规划项目

中医优势治疗技术丛书

◆ 总主编 周 然 张俊龙

水 疗

编著 闫川慧

科学出版社

北京

内 容 简 介

水疗是中医优势治疗技术之一，是利用水的各种形态保持或恢复健康的一种方法，具有简便易行、经济实用的特点。既可治疗疾病，又可强身健体。全书主要介绍了水疗技术的基本知识、操作方法及在十余种疗效优势的疾病中的具体运用。

本书图文并茂，深入浅出，可供广大基层医生、医学爱好者及家庭自疗者参考。

图书在版编目（CIP）数据

水疗／闫川慧编著 . —北京：科学出版社，2014. 5
（中医优势治疗技术丛书／周　然，张俊龙总主编）
ISBN 978-7-03-040515-9

Ⅰ. 水…　Ⅱ. 闫…　Ⅲ. 水疗法　Ⅳ. R454. 5

中国版本图书馆 CIP 数据核字（2014）第 085748 号

责任编辑：刘　亚　曹丽英／责任校对：韩　杨
责任印制：李　彤／封面设计：王　浩
绘图：北京眺艺企业形象策划工作室

科 学 出 版 社 出版
北京东黄城根北街 16 号
邮政编码：100717
http://www.sciencep.com

北京虎彩文化传播有限公司 印刷
科学出版社发行　各地新华书店经销

*

2014 年 5 月第 一 版　开本：B5（720×1000）
2023 年 4 月第六次印刷　印张：12 1/2
字数：231 000

定价：38.00 元
（如有印装质量问题，我社负责调换）

《中医优势治疗技术丛书》
总编委会

总 前 言

中医学历经几千年的发展，形成了独特的理论体系和完善的治疗技术体系。其治疗技术体系大体分为两类，一为遣方用药。它被作为中医治疗疾病的主体方法。时至今日，我们中医临床工作者诊疗疾病多处方开药，人民群众也多选择服用汤丸膏散等内服药物祛病疗疾。概因理法方药为中医辨证论治体系的高度概括。二为中医优势技术。翻开一部中医学的发展简史，我们不难看到，人们在经历了长期的无数次实践以后，早在新石器时代，就已经会运用针法、灸法、按摩术、止血法这些原始的、朴素的、简单的医疗技术。从砭石到九针，从针刺到药物贴敷，从神农尝百草到丸散膏丹汤饮酒露的制剂技术，从推拿正骨手法到小夹板的应用，这些都是时代的创造、医家的发明，都是当时社会发展条件下的医学领域的领先技术。经过历代医家的不懈努力和探索，这些技术内容丰富、范围广泛、历史悠久，体现了其临床疗效确切、预防保健作用独特、治疗方式灵活、费用比较低廉的特点，传承着中医学的精髓和特色。

这些优势技术或散见于民间，或零散于古籍记录，或濒临失传，面临着传承和弘扬的两大难题。2009 年，国务院出台的《关于扶持和促进中医药事业发展的若干意见》中就强调指出："老中医药专家很多学术思想和经验得不到传承，一些特色诊疗技术、方法濒临失传，中医药理论和技术方法创新不足。"也有专家痛心疾首地指出，"近年来，中医药特色优势淡化，手法复位、小夹板等'简、便、验、廉'的诊疗手段逐渐消失或失传。"由此可见，传承、发展并不断创新中医技术迫在眉睫、刻不容缓。

近年来的医改实践证明，中医药在满足群众医疗保健需求、减缓医药费用上涨、减轻患者和医保负担等方面发挥了很好的作用，缓解了群众看病就医问题，放大了医改的惠民效果。人民群众对中医药感情深厚、高度信赖，中医药作为一种文化已经深深地渗入中国百姓的日常生活当中。中医的一些技术特别是非药物方法，普通百姓易于接受、也易于掌握使用，可获得性强，适用于广大人民群众的养生保健和疾病治疗，很多人自觉不自觉地运用中医药的理念和优势技术进行养身健体、防治疾病。

传承和发展中医药技术是每一名中医药人的使命担当。正如国医大师邓铁涛教授所说："中医之振兴，有赖于新技术革命；中医之飞跃发展，又将推动世界新技术革命"。我们山西中医学院将学科发展的主攻方向紧紧锁定中医药技术创新，不断深化学科内涵建设，凝练学科研究方向，组建优势技术创新研发团队，致力于中医药技术的研究、开发、规范制定和应用推广，以期推动中医药技术的创新和革命，为人民群众提供更多的中医药技术储备和技术应用。

因此，我们组织既有丰富临床经验，又有较高理论素养的专家学者，编写了这套《中医优势治疗技术丛书》。丛书以中医优势治疗技术为主线，依据西医或中医的疾病分类方法，选取临床上常见病、多发病为研究对象，突出每一种优势技术在针对这些常见病、多发病治疗时的操作规程，旨在突出每一项技术在临床实践中的知识性、实用性和科学性。

这套丛书既是国家"十二五"科技支撑计划分课题"基层卫生适宜技术标准体系和评估体系的构建及信息平台建设研究和示范应用"、国家中医药管理局重点学科"中医治疗技术工程学"和山西省特色重点学科"中医学优势治疗技术创新研究"的阶段性研究成果，也是我们深入挖掘、整理中医药技术的初步探索，希望能够指导基层医疗卫生机构和技术人员临床操作，方便中医药技术爱好者和家庭自疗者参考使用。

2014 年 3 月

目　录

上　篇　水疗技术概论

下　篇　水疗技术的临床应用

上篇

水疗技术概论

1 水疗技术的学术源流

1.1 水疗的定义

在西方，"水疗"一词本身是两个希腊词语"hydor（水）"和"therapeai（治疗）"的结合。水疗的现代定义为：利用水的各种形态（即液体、蒸汽或冰）保持或恢复健康的治疗方法。

1.2 水疗技术的历史沿革

尽管在不同时期和文化背景下曾实施过不同的水治疗，但作为最古老的物理疗法之一，水疗从人类文明的初始阶段开始就一直被沿用下来。

在远古时代人们的头脑中，水有治疗作用是因为它与超自然的能量和许多自然现象有关。水不仅是生命、能量和天地万物的源泉，人类、动物或植物长期离开水后都不能存活；同时，水的能量也是很可畏的，它也是灾难甚至死亡的源泉，水可以在任何时候不加警告地夺走一切生命。彩虹、瀑布、暴雨、洪水、天然泉水、潮水、漩涡、雪和冰，都被人们赋予了神奇的力量，海洋则是神秘莫测且有吉凶先兆的地方。

1.2.1 中国水疗历史沿革

《说文解字》中对"水"的解释为：準也。北方之行。像众水并流，中有微阳之气也。凡水之属皆从水。式轨切。其中"準"即"准"，平的意思。

"水"字为象形文，其甲骨文字形的中间像水脉，两旁似流水（图1）。"水"是汉字的一个部首。从水的字，或表示江河或水利名称，或表示水的流动，或水的性质状态。水的本义是以雨的形式从云端降下的液体，无色无味且透明，形成河流、湖泊和海洋。在文明的早期，人们开始探讨世界各种事物的组成或者分类，水在其中扮演了重要角色。中国古代的五行学说中水代表了所有的液体及具有流动、润湿、阴柔性质的事物。

早在公元前300年，商时期的甲骨文里已经有"浴""沐""洗"这些字。"浴"是洗澡，"沐"是洗脸，"洗"是洗手洗脚。在古代，洗澡不仅是为了个人

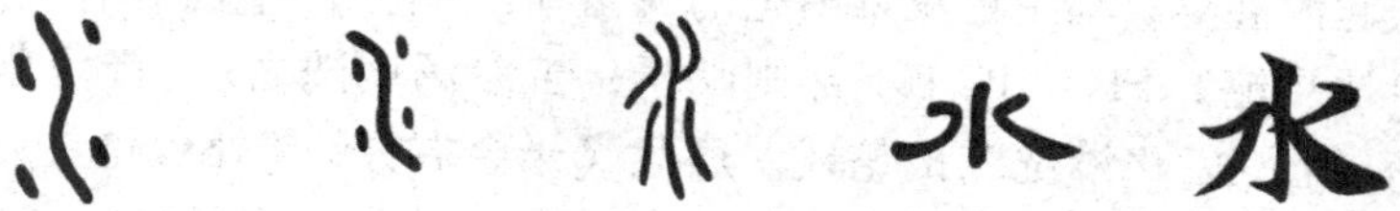

甲骨文　　　金文　　　小篆　　　隶书　　　楷书

图1 "水"字的不同汉字书写形式

的清洁卫生，也是作为一种礼仪、一种社会公德而被共同遵守着。譬如上朝谒见、会客等，都要先焚香洗澡，以表示虔诚和尊敬。

以下为应用"水"治疗疾病的几种中医疗法。

（1）汤剂疗法

汤剂疗法，又称汤液疗法，它是在中医学理论指导下，将一种或数种药物有机地配伍组合而成方剂，加水（亦有加醋或酒者）煎煮一定时间或浓度，经过滤渣取汁，制成汤液饮服的一种治疗方法。汤剂是中医临床治疗方法中应用最早、范围最广、灵活性最大、针对性最强的一种疗法，因而也是中医学最主要的疗法之一。

由于中草药多属原植物，通过汤剂法水煎煮后，可使其有效成分易于溶解，饮服后易于吸收，取效也较迅速。各类方剂具有不同的治疗作用，故可广泛应用于临床各科多种疾病，灵活性极大。不仅历代医家创造了大量的有效汤剂，临床处方时还可以因人、因时、因地制宜，灵活加减，故其治疗疾病的针对性较强。特别在病情复杂、急、危时更宜采用汤剂疗法。

汤剂相传由商代伊尹（商代汤王的宰相）发明。他擅长烹调，中药中又有许多药物药食相兼，故而积累烹调中煮"汤"的经验，逐渐演化为中医的汤剂。后世记载，伊尹曾编著《汤液经》，系中医汤剂的最早典籍。晋代医家皇甫谧在《甲乙经》中称"伊尹以亚圣之才，撰用《神农本草》，以为汤液"。汤剂至汉代已被普遍应用。张仲景《伤寒论》载有113方，其中93方是汤剂。唐代孙思邈的《千金要方》《千金翼方》和王焘的《外台秘要》，成为我国集唐以前方剂之大成的医学类书。宋元时期的《太平圣惠方》《圣济总录》载方逾万，明朝的《普济方》记载6万余首。中医的方剂主要为汤剂，本疗法也据此成为中医之大法。

（2）熏洗疗法

熏洗疗法是利用药物煎汤的热蒸汽熏蒸患处，待温后以药液淋洗局部的一种治疗方法。它是借助药力和热力，通过皮肤黏膜作用于肌体，促使腠理疏通，脉络调和，气血流畅。药液的淋洗又能使疮口洁净，祛除毒邪，从而达到治疗疾病的目的。

本疗法起源甚早。马王堆汉墓出土的《五十二病方》中已载有熏洗方 8 首。张仲景《金匮要略》曰："蚀于下部则咽干，苦参汤熏洗之。"晋代葛洪《肘后备急方》有"渍之""淋洗"的论述。唐代《千金翼方》《外台秘要》中，熏洗疗法已推广应用于痈疽、瘾疹等十余种疾病。宋代《太平圣惠方》有熏洗方 163 首，其中眼科 24 首，阴疮、阴部湿疹 24 首，扭伤骨折 11 首。金元时期张子和把熏洗疗法列为治病之大法。明代《外科正宗》《证治准绳》《景岳全书》《外科启玄》《奇效神书》等著作中都有所阐述。清代吴尚先将熏洗分为熏洗、蒸洗、淋法、坐浴和汤熨等法。本疗法主要是通过温热药液熏蒸洗浴的方法来治疗疾病，有别于熏蒸疗法单纯用药液的热蒸汽熏蒸治疗疾病。

（3）药浴疗法

药浴疗法是外治法之一，即用药液或含有药液的水洗浴全身或局部的一种方法，其形式多种多样：洗全身浴称"药水澡"；局部洗浴的又有"烫洗""熏洗""坐浴""足浴"等之称，尤其烫洗最为常用。

药浴在中国已有几千年的历史。据记载自周朝开始，就流行香汤浴。所谓香汤，就是用中药佩兰煎的药水。其气味芬芳馥郁，有解暑祛湿、醒神爽脑的功效。伟大爱国诗人屈原在《云中君》里记述："浴兰汤兮沐芳华。"其弟子宋玉在《神女赋》中亦说："沐兰泽，含若芳。"从汉代开始，药浴就作为一种防病治病的有效方法受到历代中医的推崇。

我国最早的医方《五十二病方》中就有治婴儿癫痫的药浴方。《礼记》中讲"头有疮则沐，身有疡则浴"，《黄帝内经》中有"其受外邪者，渍形以为汗"的记载——可以讲，药浴的历史源远流长，奠基于秦代，发展于汉唐，充实于宋明，成熟于清代。

晋、南北、隋唐时期，临床医学发展迅速，药浴被广泛地应用到临床各科。

宋、金、元、明时期，药浴的方药不断增多，应用范围逐渐扩大，药浴成为一种常用的治疗方法。元代周达观在《真蜡风土记》中记有"国人寻常有病，多是入水浸浴及频频洗头便自痊可"。可见当时药浴已成为当时医生和百姓常用的一种治病方法。

到了清朝，药浴发展到了鼎盛阶段，清代名医辈出，名著相继刊物。随着《急救广生集》《理瀹骈文》等中医药外治专著的出现，中药药浴疗法已进入到了比较成熟和完善的阶段。

（4）药茶疗法

药茶疗法是指应用某些中药或具有药性的食物，经加工制成茶剂及汤、饮、乳、露、汁、浆、水等饮剂，用以防治相关疾病的一种方法。

"茶剂"是中国传统的特色饮料形式，也是药茶疗法的主要剂型之一。茶剂的基本原料为茶叶。茶叶既是饮料，也是药物，其作为药物已有数千年的历史。距今 2000 年前的《神农本草经》中就已将茶作为一味重要的药物，认为"茶味苦，饮之使人益思、少卧、轻身明目"。传说神农氏尝草，日遇七十二毒得茶而解之。唐代顾况在《茶赋》中总结茶叶的功效为"滋饭蔬之精素，攻肉食之膻腻，发当暑之清吟，涤通宵之昏寐"。宋代《太平圣惠方》列有药茶专篇，如治疗伤寒头痛伏热的"葱豉茶"；治疗伤寒鼻塞头痛烦躁的"薄荷茶"；治疗宿滞及泻痢的"硫黄茶"等。李时珍在《本草纲目》中指出茶最能降火。清宫档案史料所整理的《慈禧光绪医方选议》中，记载了西太后和光绪皇帝饮用的代茶饮方20首。总之，历代医家都非常重视茶叶，认为它具有清热解毒、止渴利尿、提神醒脑、清心明目、消食助运等功效。药茶除用茶叶作为基本原料外，更广泛地应用其他食物及中药作为原料，如菊花、决明子、生姜、紫苏、薄荷等。以复方形式制成的午时茶、近代的各种减肥茶和广东的各种凉茶等，也属于药茶范围。经历代医家不断完善，药茶疗法已成为人们医疗保健的重要手段。

（5）药酒疗法

药酒疗法是将药物与酒一起经加工制成含药的酒剂，通过内服或外用以防治有关疾病的一种治疗方法。

酒是一种极为古老的食物和药物。我国酿酒的历史可以追溯到数千年以前。《战国策》载称夏禹时代（公元前 2000 年）的仪狄就开始造酒。酒具有宣散药力、温通气血、舒经活络的作用，能达四肢百骸、五脏六腑。酿酒用的酒曲，具有和胃助运的功效，可以用于胃失降和、脾失健运以及伤食所致的腹满痞胀、消化不良等症，因其效果确切，故名神曲。酒变酸即成醋，古时叫醯或酢，又称苦酒，应用广泛。《内经》中有用醪药（即药酒）与按摩法合用治疗经络不通的记载。汉代的《伤寒杂病论》已有较为丰富的药酒疗法内容，如水酒并煎的"当归四逆加吴茱萸生姜汤"，用酒加强其温通血脉的疗效；"瓜蒌薤白白酒汤"则单用酒煎治疗心痹症；"防己地黄汤"是一张药酒方等。历代医药典籍如《肘后备急方》《千金要方》《太平圣惠方》《圣济总录》《养老奉亲书》《本草纲目》等，载有大量的药酒疗法方面的内容，留下了丰富的资料。尤其是《本草纲目》列有曲、酒、葡萄酒、烧酒、糟等酒类物品，详述了酒的来源及酿造方法，载列药酒方数以百计，广泛应用于避疫及内、外、妇、儿、五官等各科临床。清代《饮食辨录》分析了药酒的独特功效及药粥与药酒的异同，认为："凡可入粥者，均可入酒，入酒者均可入粥……入血宜酒，入气宜粥，因病而变通之可也。"意思是说"药酒"总的功效是使药性入血分，以增加药物养血、补血、活血、散寒、温通的功效。近代在民间和中医临床各科中都广泛地应用药酒疗法来防治疾病和保健强身，其影响深远。

（6）灌肠疗法

灌肠疗法是以中药药液或掺入散剂，待药液冷却到一定的温度后灌入直肠，通过黏膜吸收来治疗疾病的一种外治方法。

灌肠疗法起源较早，早在汉代张仲景《伤寒论》中就有用猪胆汁灌肠治疗便秘的记载。祖国医学认为，大肠具有"传化物"功能，即传化糟粕，吸收水液。肺朝百脉，主治节、宣降与通调水道，肺与大肠通过经络相表里。因此，当药液灌入肠道时，由肠道吸入体内，通过表里关系上输于肺，经肺输送于五脏六腑，故由大肠吸入药液也能发挥中药的功效。至近代，灌肠疗法发展比较迅速，应用于很多局部及全身性疾病，取得较好疗效。如用以治疗溃疡性结肠炎、尿毒症、麻痹性肠梗阻及支气管哮喘等，通过实践证实，本疗法不仅可治疗结肠、直肠的局部病变，而且可以通过肠黏膜吸收治疗全身性疾病。

（7）湿泥疗法

湿泥疗法是用湿泥或药物湿泥敷在人体一定的部位，或将整个身体卧在泥中，以此来治疗疾病的一种治疗方法。

本疗法应用较早，马王堆汉墓出土的《五十二病方》载有用井中泥敷于伤面治疗疾病的方法。晋代葛洪《肘后备急方》载有用井底泥敷于局部，以治疗蝎螫伤等。唐代孙思邈、王焘等的医书中也载有类似的内容，如《千金要方》中用灶心土（伏龙肝）加香油调和涂敷，治疗杖疮肿痛；《外台秘要》用蚯蚓泥加水调和涂敷，治疗丹毒等。宋代《太平圣惠方》记载有用蚯蚓泥研细，加水调和做饼，敷贴囟门，治疗小儿头热、鼻塞。明清时期，本疗法应用更为广泛。《本草纲目》《普济方》《理瀹骈文》等均有不少的泥疗内容。

目前，湿泥疗法渐为人们重视，一些省市还设立了专门的治疗机构。

（8）沐浴疗法

沐浴疗法是将身体浸泡在水中或药液中洗浴以治疗疾病的一种方法。

本疗法已流传数千年。《礼记·曲礼》载："头有疮则沐，身有疮则浴。"《内经》也载有"摩之浴之"的治疗方法。东汉时期《金匮要略》较详细地描述了本疗法，如"百合病一月不解，变成渴者，百合洗方主之……百合一升，以水一斗，渍之一宿，以洗身"。唐朝，本疗法有一定发展，《千金翼方》记录了治疗风痹、瘾疹的十余种沐浴方法。同时，本疗法也成为一种保健养生的常用方法。衍至明清时期，其得到了进一步发展，应用范围也有所扩大，《医部全录》《理瀹骈文》等收录本疗法颇为详尽。

（9）矿泉疗法

矿泉疗法是利用矿泉水的化学和物理综合作用，通过内服外用以达到防治疾病的一种方法。

本疗法起始于远古时期。据称"神农尝百草之滋味，水泉之甘苦，令民知所避就……"。《山海经》中也有用温泉治病的记载。北周庾信《温泉碑文》中记录了温泉治病的作用。至唐代如陈藏器《本草拾遗》中载述"温汤……下有硫黄，即令水热……主诸疮""诸风筋骨挛缩及肌皮顽痹，手足不遂、无眉发、疥癣诸疾，在皮肤骨节者，入浴"。明代李时珍则将矿泉分为热泉、冷泉、甘泉、苦泉等。我国矿泉资源非常丰富，仅以温泉来说，现已发现的达 3000 多处，其中有文献记载的就有 972 处之多，其中较为著名的有陕西临潼华清池、陕西蓝田汤峪温泉、辽宁汤岗子泉等。由于本疗法简便易行，有一定的防病治病和保健功效，故一直为人们所珍视。

（10）洗足疗法

洗足疗法也称浴脚疗法，是用药液浸泡洗脚以治疗疾病的一种疗法。

本疗法流传较久，宋代诗人苏东坡有"主人劝我洗足眠，倒床不复闻钟鼓"的诗句。南宋大诗人陆游曾写有这样的佳句："老人不复事农桑，点数鸡豚亦未忘；洗脚上床真一快，稚孙渐长解烧汤。"历代医家总结认为：春天洗脚，升阳固脱；夏天洗脚，湿邪乃除；秋天洗脚，肺腑润育；冬天洗脚，丹田暖和。清代吴尚先《理瀹骈文》一书中载："临卧濯足，三阴皆起于足指，寒又迢从足心入，濯之所以温阴而却寒也。"其对洗足疗法的治病机制进行了阐述。洗足疗法不仅具有活血化瘀、补肾强身的功效，也是防病治病和养生保健的最简便有效的方法之一。

（11）药粥疗法

将中药和米谷同煮为粥，称为药粥。运用药粥来预防和治疗疾病的方法，称为药粥疗法。

应用药粥疗法治疗疾病，在我国有数千年的历史。如 1973 年在长沙马王堆汉墓出土的医学文献中，就载有用青粱米粥治疗蛇咬伤，用加热的石块煮米汁内服治疗肛门瘙痒等药粥方。汉代张仲景在《伤寒杂病论》中有许多药粥同用或药后食粥的有关论述，如服"桂枝汤"时必须饮粥以助药力。再如"白虎汤""桃花汤""竹叶石膏汤"等都采用米药合用。唐宋以后，历代医家应用药粥渐为广泛，有关药粥的记载也逐渐增多。唐代孙思邈的《千金要方》中有用"新生鸡子二枚，破着杯中，以糯米粉和如粥，顿服"治疗"妊娠中恶心腹痛"的经验，此外，尚有"牛乳粥""芦根粥""天花粉粥"方的记载。孟诜的《食疗本草》等也收录了很多药方。宋代的《太平圣惠方》收载有 129 首药粥处方，如"杏仁粥"治疗老年人咳嗽；"酸枣仁粥"治疗失眠等，至今在临床上仍广泛应用。明代《本草纲目》中有"老人淋病（身体发热）。用车前子五合，煮汁，去渣，用汁煮米粥吃，有效。常服此方，亦可明目""烦热多渴。用滑石二两，捣碎,加水三大碗,共煎成三碗。支渣留水,和米煮粥吃"的记载。至清代药粥更为医家所重视,如曹庭栋的《老老恒言》中就介绍有100种药粥,认为"粥能益人,老年尤宜"。光绪年间黄云鹤所著的《粥谱》一书中共载药粥方247首,分为谷类、蔬菜类、植物类、木果类、动物类等,并阐述了每一张粥方的功效主治,疗效肯定,较为实用。清末民初的张锡纯,积数十年的经验,以"山药粥"为基本方,根据病情创制了"珠玉二宝粥""三宝粥""薯蓣半夏粥""薯蓣鸡子黄粥"等。可见我国的药粥疗法历史源远流长,深为历代医家所重视,并深受民众的欢迎。

1.2.2 西方水疗历史沿革

公元前2000年,克里特岛上的克诺索斯宫殿配有浴缸和冲水式卫生间,其输水管和排水管与陶土制下水道相连。

早在《荷马史诗》中就已推荐过采用热水浴可以缓解情绪低落、减轻疲劳和促进伤口愈合。冷水浴后再进行蒸汽浴或桑拿是斯巴达人的传统洗浴方式。

在希波克拉底时代(公元前460～前377年),洗浴不仅用于清洁和提神,也有医疗作用。人们按照个人需要,采取热浴、冷浴、保湿或干爽等不同方式的冷热交替洗浴将身体调整到和谐舒适的状态。根据希波克拉底学说:"清水浴滋润而凉爽,盐水浴温暖而干爽,饭前热水浴使人开胃而凉快,饭后热水浴使身体干爽。"

罗马帝国(公元前510～前478年)与其他古代文明国家相比,拥有最丰富具体的水疗实施经验。公元前312年,罗马第一城市输水管道和第一个大的封闭式下水道——马克西姆下水道完成。公元前33年,罗马城中170个公共和私人浴室投入使用。公元75年,罗马人在巴登巴登发现温泉,开始开发并命名为奥勒留温泉。第二年他们发现了位于英国巴斯的温泉水,并以凯尔特人的女神苏利丝命名。公元300年,在罗马城以外的罗马帝国内有900个洗浴场所营业。公元400年,在罗马城内有1000多个洗浴场所营业。但随着罗马帝国的衰落,高度发达的洗浴行业走到了尽头,在公元537年,当入侵的哥特人切断了罗马城的输水管时,大多数的洗浴场所都走到了终点。

中世纪的医学发展几乎全部以希腊医生盖伦(公元130～200年)的著作为基础。他经常给患者开具各种水疗处方:冷水浴、热水浴、蒸汽浴、日光浴、沙浴、矿泉水浴和草药浴。对于发热患者降低体温则推荐用冷水擦身后洗热水浴。局部水疗包括坐浴、淋浴和热罨。公元2世纪,盖伦还推荐了一套以浴房的温度和湿度为基础的洗浴步骤。

中世纪的晚期是一个活跃时期,人们对于水的治疗用途越来越感兴趣。在许多地方，人们在老的罗马浴所上重建了新浴所，并且成为针对肌肉骨骼疾病、神经衰弱、心脏和呼吸疾病以及其他问题的治疗中心。公元 12 世纪，在英国的巴斯，国王的浴所建在了古罗马建筑的废墟之外。公元 13 世纪，欧洲开始兴建医院。在麻风病医院，洗浴被用于治疗当中，麻风病患者兼用浸渍和洗浴两种方法。1242 年，在瑞士的巴特拉嘉兹发现温泉，并很快被开发。1353 年，卡罗维发利（硫黄温泉）被查理四世国王发现。

1500 年，私人浴室和淋浴室被引入欧洲。文艺复兴时期，反复用于各种疾病治疗的水疗方法是蒸汽，即被用于局部治疗也用作全身蒸汽浴。例如，蒸汽吸入剂被医生用于治疗肺结核，蒸汽浴被用于治疗痛风和梅毒。在这个时期，人们始终喜欢并一直继续着矿泉水洗浴。

1697 年，约翰·费洛伊尔出版 *The History of Hot and Cold Bathing* 一书，该书推崇冷水浴，一经出版大受欢迎，而后又六次再版。费洛伊尔宣称他是受附近农民用矿泉水浴治病的启发而获得灵感的。

1804 年，自罗马时代以来第一个为整个城市（苏格兰的佩斯利）输水的设施建成。

1805 年法国化学家约瑟夫·盖·吕萨克发现一个水分子是由两个氢原子和一个氧原子组成的，这标志着对于水疗性质从宗教的或者说是超自然的解释已完全转化为科学的解释。

1810 年，在弗吉尼亚州一所私人诊所住宅中，建成了美国第一个配有浴缸/下水道和卫生间的浴室。

一位没受过教育的奥地利农民文森特·普利斯尼茨（1799~1851），将各种水治疗方法集中起来，形成一种自然的治疗哲学，称为"水疗"。普利斯尼茨的水疗方法包括蒸汽浴、冷水浴、湿巾包裹和许多冷水疗法，如眼浴和足浴。汗液将有害液体和炎症排出，冷水浴激发皮肤的自然功能。按照他的说法，水被用于治愈各种类型的疾病和长期残疾，并且没有水，所有治疗都不可能成功。他本人因此获得巨大成功而成为水疗专家。当他声名远扬时，奥地利政府不得不授予他治疗患者的特殊执照，并修建新路以帮助人们到达他位于深山中的家。1829~1842 年，普利斯尼茨在他的大山"水治疗中心"为 7000 余人治病；仅在 1840 年，他主要运用冷水和健康饮食疗法就为来自世界各地的 1600 名患者进行治疗。1843 年他出版了 *The Cold Water Cure* 一书，这本书经过多次印刷并被译成其他语言的版本。来自世界许多国家的医生们到他的诊所拜望后，都回国建立了他们自己的"水治疗"事业。

1847 年，医学博士 Ignazso Semmelweiss 在患者中介绍手清洁方法。

1851 年，华盛顿的白宫安装了第一个浴缸。美国水疗学院是一所以水治疗原理为基础的纽约男女同校医学院。水疗的流行于 19 世纪 50 年代达到顶点。

在普利斯尼茨之后 20 年，塞巴斯蒂安·克内普（1821 ~ 1897），一名巴伐利亚传教士，用水治疗和饮食方法治愈了自己的肺结核，成为另一名世界著名的非专业医治者。克内普将草药、锻炼、新鲜空气、营养和情绪治疗与他的水治疗相结合，他称之为自然疗法。克内普对水疗运动具有深远影响，1884 年他的 *My Water Cure* 一书出版，该书的英文版本在最初 5 年中发行了 50 版。许多非专业医治者和无数专业医生从克内普诊所返回后，都在各自的社区建立了自己的水疗事业。

虽然到 19 世纪末期水疗的风行忽冷忽热，但是一些传统的医生仍然试图将水疗转变为水疗法，即一种合法的医疗技术。医学博士西蒙·柏鲁克（1840 ~ 1921）一生致力于为水疗增加科学基础以使其被传统医学所接受，但他的努力最终未获成功。

在 19 世纪末最后的 25 年中，水疗的盛行在欧洲和美国都开始衰落。虽然有些传统医生已经接受了水疗技术，但总体而言，水疗被认为是无用的而遭到排斥，水疗医生被污辱为庸医，医学院校的课程开始将重点转为药物的应用。唯一例外的是水疗对精神疾病的治疗被认可。

1923 年，华盛顿州斯普肯的卡罗尔学院发明增强体质的水疗方法。

在 20 世纪早期，水上或游泳池运动疗法被用于治疗小儿麻痹症患者，包括非常著名的美国第 37 任总统富兰克林·德拉诺·罗斯福，他于 1927 年创办了温泉康复疗养院，这里成了小儿麻痹症幸存者的乐园。

20 世纪中期（1950），水疗被继续用于治疗许多内科疾病。例如，由德国医生欧内斯特·布兰特发明的冷水按摩（也称为布兰特洗浴）是治疗伤寒常见高热绝对有效的方法。

1943 年青霉素发明后，许多治疗感染性疾病的水疗方法不再使用，但在那之前水治疗是很常用的，如使发热患者凉下来的多种治疗方法包括冷泼疗法、冷水浴、湿布包裹和冷沐浴与皮肤擦洗联合使用等。

1980 年，哈罗德·杜尔发明 Watsu 水中按摩运动疗法。

1981 年，复临教会医生阿加莎·特卫斯和卡尔文·特卫斯在 *Home Remedies*：*Massage*，*Hydrotherapy*，*Charcoal and Other Simple Remedies* 中总结了他们对各种健康问题的治疗方法。有着 40 年治疗经验的两位医生确信水疗能够成为急性和慢性疾病以及各种骨骼肌疾病非药物治疗方法的一个重要组成部分。

1991 年，国际水疗协会成立。

到了 2000 年，"水疗馆"已成为一个包罗万象的词，其意义可能是从水中加入精油的浴缸到具有异国情调的高级疗养胜地。真正的水疗馆一般提供至少一种全身水疗，如桑拿、蒸汽浴或热水盆浴。

目前，对人类免疫缺陷病毒感染的热疗正在研究当中。自然疗法医师给人类免疫缺陷病毒感染的患者进行一系列极热水洗浴。研究者发现患者的核心体温达到39℃并维持30分钟后，40%的病毒失去活性。

在21世纪，更创新、更现代化的水治疗肯定会被开发出来，并且使水治疗更易于实施的更多方法不久也肯定会出现。

2 水疗技术的基本原理

2.1 中医理论原理

2.1.1 加强水液气化，促进升清降浊，排除体内毒素

冷水浴可增强人体气血运行、促进营养物质的吸收，达到开窍醒神的作用。如我国民间常用凉水喷洒头面部以帮助昏迷者苏醒，之后采用热水浴（39℃以上），则先有醒神作用，继而出现全身乏力、嗜睡等症状。

水疗对人体水液代谢也有一定的影响，寒冷的刺激使尿量减少，但冷水浴时出汗少，反而使尿量相对增多。温热刺激能引起肾脏血脉扩张而增强利尿，但在热水浴时，由于大量汗出，尿量反而减少。在长时间温水浴后血液运行改善，尿量增加，具有及时排泄机体内毒素的作用。

2.1.2 加强心肾气化功能，加快基础性新陈代谢

温水浴是人们常用的水疗方法之一，温度介于冷水浴和热水浴之间，通常水温选择为 35～36℃，此温度比人体的温度低，但比体表温度（32～33℃）高。温水浴不但可以清洁皮肤，而且还对消除精神疲劳和治疗身体的小疾病也有良好的疗效。

热水浴是人们最常用的水疗方法之一，通常水温选择为 38～41℃，热水浴能促进血行，扩张血脉，改善机体的营养状态。热水浴还有安神作用，临睡洗热水浴可促进睡眠，提高睡眠质量。

冷水浴是人们常用自我锻炼的水疗方法之一，最适宜水温是 20℃。冷水浴能提高人体对寒冷刺激的适应能力，当人体一接触冷水刺激时，初期血脉收缩，心跳加快，但不久又出现血脉扩张、心跳变慢，立刻减轻了心脏的负担。

因此，有关专家认为，冷热水交替浴能使全身血脉均参与运动，血脉一舒一缩的锻炼，可以增加血管的弹性，提高心脏舒缩的能力，使心脏搏动变慢，改善心肌营养，加强心脉的生理效能，具有防治动脉硬化、冠心病、高血压的作用。

2.1.3 加强肺的宣发和卫气主司玄府开阖的功能，加速津液蒸腾

一般而言，瞬间的冷刺激使吸气加深，有时也出现呼吸停止和深呼气，呼吸

节律加深加快。冷水浴可通过加深呼吸增强肺的肃降功能。热刺激可引起呼吸节律快和表浅，长时间温水浴后呼吸减慢。热水浴也能对呼吸节律进行调节，增强肺的宣发功能，加强肺系的生理效能，对防治慢性支气管炎和肺气肿大有裨益。

热水浴能调节卫气主司玄府开阖的功能，促使汗腺通畅，加强汗腺的分泌作用，随着大量汗液排出，人体内的有害代谢产物和毒素排出增多，就可以防止或延缓机体酸中毒的发生，保持机体内环境的相对清洁，有利于维护五脏六腑的正常生理功能，促进了整个机体的正常活动，从而预防各种疾病的发生。

2.1.4　润泽皮肤，壮实肌肉，促进机体新陈代谢

水疗能清除肌肤上的污垢，提高皮肤的代谢功能和抗病能力，达到清热解毒、退热、镇痛、安神、发汗、利尿、缓解痉挛和促进新陈代谢等目的。

一般认为短时间冷刺激可提高肌肉的应激能力、增加肌力、减轻疲劳；长时间的冷刺激可引起机体内温度降低，肌肉发生僵直，造成活动困难；温热作用可以缓解肌肉痉挛，降低肌肉张力，使肌肉放松，以消除疲劳。同时在热作用下，血脉扩张，机体代谢加快，有利于肌肉疲劳的消除。

2.2　现代医学原理

2.2.1　体温和水温的温差越大，水疗对身体的生理作用就越好

在水疗过程中，水的温度高于、等于或低于体温都会引起身体条件的变化。如果一个人处在温度为37℃（接近人体正常体温）的水中，治疗医师和患者都不会注意到出现什么生理变化（虽然会有一点温和的刺激效果）。但还是同一人，如果把他放到43℃的水里，这时他的生理变化足以使双方都注意到。他的脉搏增加，皮肤发红，体温上升，新陈代谢加速，血液偏碱性，白细胞数量增多。因为水太热，患者会觉得紧张，甚至会很激动，也许他想马上就出来。

2.2.2　应用的时间越长，对人体的生理作用就越强

如果把患者置于极冷的水中（0~12.8℃），会因为时间长短的不同，而产生两种截然不同的反应。如果待的时间很短，短于1分钟，身体会出现血管收缩以防止热量散失，接着不久就是血管舒张，这是身体在做自我加热的企图。肌肉的伸缩运动加剧，而患者本人对此的描述是舒服。

如果待的时间延长，身体经历的是包括毛细血管和动脉血管在内的血管收缩，此时血液就积存在身体的核心部位。经过了20~30分钟持续的冷水滞留，血管舒张发生了，这样会加强血液循环（应激反应）。值得注意的是，此时血液

循环的加强，并没有超过第一次冷水反应中血液循环增强的程度。这表明身体的生理反应过程开始衰减，如果还不把这位患者移出冷水，就会发生死亡。

2.2.3 水疗在身体上应用的面积越大，对人体的生理作用就越强

水疗的应用可以是全身的，也可以是局部的，如果全身都浸泡在浴缸里，就像上面所举的例子那样，其效果要强于用一个冷敷袋放在局部所达到的效果。如果冷敷是全身浸泡在冷水中，那么应激反应就潜藏着致命的危险，这是因为应激反应是在利用身体核心部分的热量来延迟组织向周围环境散失热量。如果冷敷只是作用在局部，那么应激反应只是一台水泵，一方面把代谢废物从组织里抽出，另一方面向这个区域注入含有新鲜氧气和营养物质的血液。

应激反应涉及血管收缩和舒张的交替循环。当我们把一个冰袋放在身体的某一区域，身体就会出现一系列明显的生理反应。在第一阶段，血管收缩，流向该区域的血流减少，能够减少水肿并引起皮肤苍白。第二阶段，身体企图通过血管扩张增加血液循环的办法来使该区域温暖。而如果冷敷继续，血管就会再次收缩，循环重新开始。

2.2.4 除了对身体的生理作用以外，水疗应用还有反射效果

人类有维持身体内部生理稳定的能力，因为复杂的调节机制不停地检测和调节着我们身体的内部环境（如我们的体内平衡）。即使面对大范围变化的环境温度，我们身体的核心温度也是相对恒定的。当核心温度下降，身体就产生热量；当核心温度上升，身体就加强散热。生理效果的产生，完全是身体回到恒定状态的努力所带来的结果。热应用所产生的一般生理效果是血管舒张，这是身体为冷却核心所做的努力，并使流向受热区域的血流增加。冷应用所产生的一般生理效果是降低该区域的水肿和减少疼痛。降低水肿是通过血管收缩来实现的，这是身体为保持核心温度所做的努力。同时通过降低神经传导速度，疼痛也就减轻了。

水疗法的应用同样也能产生自反效应（有时候叫做交感反应），发生这种效应的原因是神经系统对治疗的反应。自反效应发生在远离水疗应用的位置，通常是在皮肤和体内器官之间，虽然只对一侧肢体做热敷，但是在对侧肢体上也出现了血液循环加速的现象。这种发生在皮肤和内脏器官之间的反射关系，是由于脊髓中的同一段联系而引起的。双方的交感神经分配都出自于脊髓的同一节段。例如，对腹部做热敷会引起肠蠕动的下降。对胸骨做冷敷或热敷能影响食管的功能。

3 水疗技术的准备工作

3.1 水疗的基础设备

利用简单的设施，便可以为患者进行各种局部水疗。使用可以进行一种局部热疗和一种局部冷疗的设备，便可以进行热疗、冷疗、冷热交替治疗、冷手套摩擦疗和局部盐热疗。在这个级别，治疗室内也不必有流动水，但是需要有水池。

下面是基础设备的清单。

1）测水温的温度计，这是保证安全必不可少的。

2）足够多的织物，包括约 20 块洗洁布、4 块毛巾和 4 块浴巾。

3）放置水疗设备的整理箱或推车。

4）大托盘，用于摆放各种物品，如热水瓶、水罐、碗及用过后需要清洗的织物或其他物品。崭新的桌垫，要结实、可洗涤，便于水疗使用。

5）容量为 1L 的金属碗或塑料碗，用于装水、冰块、盐（局部盐热疗用的）等，最好准备 2 个以上。

6）水罐，容积分别为 2L 和 4L。

7）放在桌子下面的塑料盆，用于装用过的毛巾。如果其作为局部水浴容器，则需要多准备一套。

8）一套局部加热设备（图 2）。可以选择低火力炊具、烧热水的土耳其炉具（可用于加热热疗用的盐、热罨垫、硅胶包裹、注入水瓶中的热水及手足浴的水）、微波炉（用于加热热罨垫和某种硅胶包裹）、毛巾消毒柜（可以装很多热的湿布）或湿加热垫。

9）局部制冷装置。可选择极冷的水（用于冷手套摩擦、冷敷和局部冷水浴）、冰敷、冰包裹或冰块杯各种形式局部冷疗都需要使用制冷设备。一台小型冰箱便可装下所有这些物品。也可以用一台小冰箱来盛放后续按摩程序中用的冰袋或冰杯。

10）各种尺寸的带拉链的袋子，用于制作冰包裹和冰敷包裹以及在微波炉中加热热

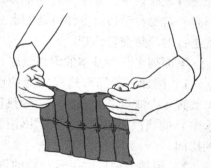

图 2　卡片式热罨垫

毡垫。

11）局部摩擦治疗时所需的设施。用于盐热疗法的硫酸镁和两块洗洁布，用于冷手套摩擦的冷水和两块洗洁布，用于冰丝瓜络手套摩擦的丝瓜瓤手套或普通手套及两块洗洁布，或用于干搓的软毛刷和两块洗洁布。

12）如果有需要，可以准备一块垫在床单下面的塑料布，以保护按摩床不被浸湿。如果没有大量的水溅在床上，用毛巾也可以。

13）遮盖地板的物品。任何时候用水来进行治疗时，比起地毯，亚麻油布是遮盖地板的更佳选择，因为亚麻油布更易清洗。虽然亚麻油布有些凉爽的感觉，但是许多人并不介意。如果使用亚麻油布，可以在上面使用一层可以清洗的地毯，这样便可以轻易地取走并进行清洗，但是要注意使用那种背面有防滑层的地毯。

3.2　水疗的基础添加级设备

这个级别的设备包括前面已提到过的物品，并在此基础上增加几种局部治疗的设施。只需要添加另一种局部热疗设施，就可以获得多种用途。例如，可以考虑增加的设施包括扁形塑料热水瓶。这种热水瓶适合为感觉冷的患者加温，适合在按摩开始前加速背部血液循环。但是，对于一个面积不大的身体部位进行热疗和交替治疗，这样的热水瓶显得过大，而且由于无法弯曲，使用起来没有液体水那样灵活。石蜡浴是给手足和面部深度加热时的最佳选择，还同时适用于全身加温，甚至还可用于手足和面部的冷热交替治疗。然而，对于颈部僵硬的患者不适用。只单纯增加一种热疗设备，就可以利用水疗来提高许多其他方法的治疗效果。全身性热疗如热毯包裹，也可以在此级别下使用，而无需添置更昂贵的设备，如蒸汽箱或淋浴设备。一种附加的制冷源，如制冰机，使得实施冷热交替治疗变得轻而易举。除手持式淋浴设施外，自来水源并不是治疗室里的必备之物，但是，需要在手边有方便可及的水池。患者在家里很轻易地便可实现使用淋浴装置进行的冷热交替治疗。

下面列出两种基本的附加设施。

1）附加一种局部热疗功能的设施，如扁形热水瓶、石蜡浴、毛巾加热箱、可放置4个海克莱特包裹（一种热包裹法的商品名，将装有硅胶的多孔袋浸入热水中）的蒸汽加热箱或手持式淋浴装置。淋浴装置需要一间配有瓷砖地面或浴缸的房间。

2）附加一种局部冷敷功能的设施，如制冰机或手持式淋浴装置。淋浴装置需要一间配有瓷砖地面或浴缸的房间。

3.3 水疗的高级别设施

这个级别的设施包括前面所提及的各种设施，配上一种可实施多种功能的全身性热疗的设施。最简单的全身性加热设施可以是标准的淋浴设施（可用于清洗和全身性热疗、冷疗或冷热交替治疗），也可以是特制的浸泡池、金属漩涡浴缸、蒸汽室、桑拿房或热浴缸（图3、图4）。其他的全身性治疗装置包括单人蒸汽罩篷和蒸汽箱。带蒸汽浴的大型淋浴装置可能是各种全身性水疗装置中功能最齐全的，因为它可用于蒸汽浴、热水淋浴、冷水淋浴、冷热交替淋浴和全身性盐摩擦。

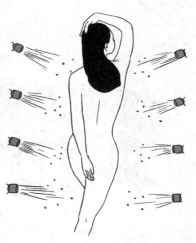

图3 瑞士式淋浴室

当然，在购买全身性治疗设备之前，还需要考虑多种因素。不但要考虑额外的费用支出，还要考虑到这个设备需占用额外的空间、水、能源和织物以及额外的时间，以便在患者离开后对所有使用过的物品进行清洗和消毒。这些因素都要考虑在内。如果在有多名从业人员的健康俱乐部或诊所使用这种需要更多开支的设备还算实际，因为成本可以由多人分摊。但是，如果是只有一位治疗师的诊所，启动和维护成本就显得太高。设备的总使用时间与所投入的成本不相匹配。此外，还要考虑到，成本也会分摊到患者的头上。但是，有些治疗师可以强烈地感觉到某一种治疗功能的价值重要性，他们愿意进行投入。治疗师需要投资30 600元人民币安装一套配地砖的桑拿房和淋浴设备，投资122 400元人民币安装水中按摩池。这样一来，他需要工作许多年才能够收回投资。当然，对于对这种治疗方式充满热情的治疗师来讲，钱不是唯一的考虑因素。

以下为根据投入成本由低至高列出的各种全身性治疗设备的清单。

（1）日本浸泡浴缸

这种浴缸占地面积小，但比标准浴缸耗水量大（约228 L）。用煤气或用电加热水是一笔持续不断的费用。日本浴缸比普通浴缸丢失热量少，因为辐射散热的面积较小。

（2）标准浴缸

标准浴缸大约装水量为137 L。用煤气或用电加热水是一笔持续不断的费用。

（3）蒸汽罩篷

当患者躺在按摩床上时，蒸汽罩篷可以罩在其身上。蒸汽罩篷工作效率极

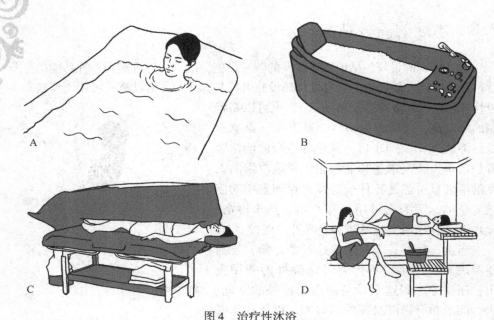

图 4　治疗性沐浴

A. 浸没式沐浴。B. 带有水中按摩的专业水疗浴缸。C. 蒸汽浴罩。D. 桑拿房

高，最多只需要使用 5 杯水，和小型厨房用电器所需的能量相同。

（4）标准的淋浴装置

一般来讲，淋浴比浴缸用水量小。用煤气或电加热淋浴用水也是持续不断的费用。

（5）多头淋浴控制板

多头淋浴控制板可以和普通的淋浴器配合在一起使用，形成一个多头喷洒的装置。由于多头的喷洒耗水量大，因此用汽或电进行加热比使用普通的淋浴器花费更大。此外，安装过水量更大的水管又是一笔额外的花销。

（6）单人蒸箱

这种装置用水量很少，但是耗能量大，同时也需要配备淋浴设施。

（7）单人用不锈钢漩涡浴缸

用于肢体的漩涡浴缸需用约 228 L 的水，用于全身的按摩浴缸则需水 455 L，而哈巴德式水罐则需 1820 L 以上的水。安装水管的费用也要考虑在内。加热所需的能源和输送水所需的管子也是持续不断的费用。

（8）带蒸汽发生器的蒸汽淋浴器

前期费用包括铺设管道，加热水所需的能源是一笔额外的费用。

（9）热水浴桶或水疗馆

前期费用包括铺设管道，加热水所需的能源是一笔额外的费用。还需要配备淋浴设施。

（10）干桑拿

桑拿的基本装置是一个带加热器的小房间。这种装置需要耗费大量的电，还需要配备淋浴设施。

3.4　水疗馆级别的设备

这个级别的设施包括前面所提及的各种装置，再加上水疗馆设备和设施。许多水疗馆的疗法都需要使用非常昂贵的设备，例如，特制的淋浴器、敲击治疗所需的特制水管和复杂的水疗浴缸。此级别的设施通常仅在水疗馆中才会见到，因为它需要有铺设地砖的潮湿房间，配套设备的安装和维护都很昂贵，占地空间大，且需要很多的维护工作。设备投入、占地空间和维护工作量的增加意味着前来治疗的患者需要支付更多的钱。

以下为水疗馆级别的设备清单。

（1）16个喷头的瑞典淋浴器

设备自身的价格约为 30 600 元人民币，另需至少 12 240 元人民币进行其附属设施的装修。

（2）维希淋浴器（图5）

设备费用约为 24 480 元人民币，同时也需要配套蒸房。

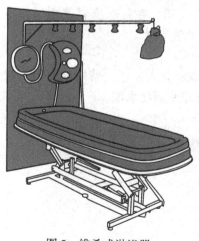

图5　维希式淋浴器

（3）苏格兰软管或冲击型灌水器（图6、图7）

设备费用约为 24 480 元人民币，同时也需要配套蒸房。

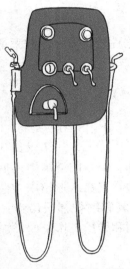 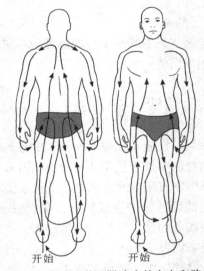

图6 苏格兰式淋浴器　　图7 用苏格兰淋浴器治疗的方向和路径

（4）泥巴浴

每套装置费用约为 30 600 元人民币，这是向罐中灌注水泥和使用大量管子的费用。维修费用极高。

（5）喷射式水疗浴缸

费用约为 91 800 元人民币。在每次患者使用后，浴缸不但需要洁洗、消毒和干燥，也要清空喷射装置里的水。

（6）水中按摩池

费用为 61 200 ~ 183 600 元人民币，费用的高低取决于目前的营业地点是否有现成的水池可用，还是需要新建水池。

4 水疗技术的技术规范及操作规程

4.1 各种局部热敷疗法

局部热敷疗法（图 8）包括硅胶热包裹、热毡、热敷布、湿电加热垫、橡胶热水袋、扁塑料热水袋、芥子硬膏局部热敷和蓖麻油包裹等方法。

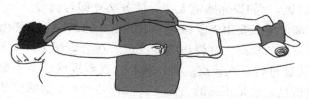

图 8 在患者大腿后部应用硅胶包；在整个背部应用热毡，对脚踝部进行热按压

4.1.1 硅胶热包裹

充硅胶的热包是最常用的为身体热敷的工具。由于其具有简单易操作的特点，在进行湿热疗法时最常用的就是硅胶包。使用硅胶包可以很方便地帮助患者放松，缓解紧张的肌肉，并为患者热身。

硅胶包可以最大限度升高皮肤和皮下组织的温度。如果使用方法正确，皮肤温度可升高 11.1℃，皮下组织温度可升高 8.3℃。当然，皮下的肌肉组织也会随之升高 3.3℃。使用硅胶包也可以帮助手、足、腕和踝部关节升温。当组织的温度升高时，肌肉就会随之放松，关节僵硬的状况出现好转，胶原纤维也会变得更易于拉伸。

以在背部上方使用硅胶包治疗为例的技术规范及操作规程（硅胶包可以在身体的任何部位使用。也可以结合冷敷的方法，以进行交替治疗）。

温度 将硅胶包在 71.1～74.4℃ 的水中加热。从水中取出时即是这个温度。从水中取出硅胶包后其温度即开始下降，但是在温度大幅度下降前仍然有将患者烫伤的危险。根据硅胶包出水时温度的差异和毛巾厚度的差异，其冷却的速度也各不相同，因此无法给出冷却所需准确时长。在整个治疗过程，应假设一直有烫伤患者的潜在危险，因此应持续地检查患者的情况。

所需时间 要起到放松和镇静作用，需在皮肤上热敷 15～20 分钟。

　　所需物品　为金属加热器、加热包、取包时使用的钳子或手套及足够的毛巾（在患者的背部要垫 4~6 层毛巾）。

　　效果　主要是温度效应。

　　清洁　将加热包放回到加热炉，拿掉使用过的毛巾。因为小的硅胶颗粒会对水产生污染，所以要根据使用频率定期更换加热炉中的水。

　　操作步骤（图9）　①与患者进行核查，确认其没有局部热敷禁忌证。②向患者解释局部热疗法并征得患者的同意。③检查水温。④从热水中取出硅胶包。⑤用毛巾将硅胶包包裹起来。毛巾可以保护患者不被烫伤，也有助于硅胶包保温。通常会需要 4~6 条毛巾。老年人或儿童可能需要更多的毛巾。⑥用自己的手或手腕检查一下温度，以保证温度不过高。⑦提醒患者要将硅胶包放在他（她）身上，可以说："如果你感觉太烫，请务必立即告诉我。"⑧在将包好的硅胶包放在患者背部之前，要用肉眼检查一下需热疗的部位。这样做可以帮助了解患者在未热疗时皮肤的状态。⑨将热的硅胶包放在患者腰上。⑩开始时，每 2~3 分钟需对患者皮肤进行一次检查。将包拿起，观察皮肤。由于血液流动速度加快，皮肤会呈亮粉色，这是正常的。但是要检查是否有发烫或者灼伤的迹象，同时也要询问患者的感觉。如果需要，可增加毛巾的数量。硅胶包大约可保温 20 分钟，但之后会迅速冷却。因此烫伤的危险会随时间的推移而降低。⑪硅胶包降温后，可撤掉一层毛巾以保持热疗部位的温度，并继续观察患者皮肤的状况。⑫如出现任何损伤皮肤的迹象，或患者感觉温度太高，就要撤掉硅胶包。

4.1.2　热罨

　　热罨的英文词来源于拉丁语，其意为采用通过温度和湿度将热量传送到人体的方法，使人感觉舒适平静。热罨法是指特制的用于湿热治疗的大块垫子。这种垫子由厚法兰绒、毛巾或其他厚的织物等多层组成，这样的材料能够吸收热水并能有效地保持温度。

　　由于热罨垫（图10）具有很好的灵活性，几乎可以在身体任何部位使用。特别是当患者侧卧时、热敷胸肌时或需要同时热敷身体的前后面时，更显出其便利性。热罨也可以与冷疗手段结合使用，以获得交替治疗的效果。

　　以下为以大腿前侧热罨垫治疗为例的技术规范及操作规程。

　　温度　热罨垫的适宜温度很高。尽管热罨垫离开热源（微波炉、普通炉具或蒸汽浴）后温度开始降低，但是，在其温度大幅度下降前一直存在烫伤的危险。根据热罨垫出水时的温度及包裹垫子的套子的厚度不同，其温度下降的速度也不同，因此很难给出确切的时间。我们不妨假设在整个治疗期间都潜在烫伤的危险，因此要一直对患者进行检查。在检查患者的皮肤时，不但要看患者的皮肤是

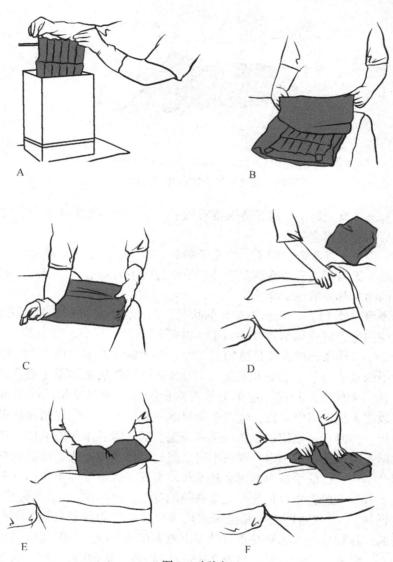

图9 硅胶包

A. 用钳子将硅胶包从热水中取出，或戴手套拎起侧面的环。B. 裹上一层或多层毛巾。C. 用手或手腕检查硅胶包的温度。D. 在放置硅胶包之前，检查患者的背部。E. 将硅胶包放在患者的腰上。F. 每隔2～3分钟拎起硅胶包，检查患者的皮肤

否有烫伤的迹象，还应该将手伸到垫子的下面感觉患者皮肤的温度。

　　所需时间　要获得放松和镇静的效果，需15～20分钟。

　　所需物品　为保护性手套、热罨垫、羊毛毯、1或2条毛巾及加热设施，如

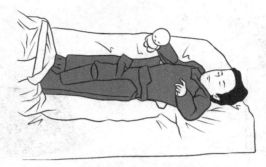

图 10 用热罨垫治疗脊髓灰质炎患者

微波炉、普通炉具或罐子。罐子应该带有架子，以便能够放进沸水中。

效果 主要是温度效应。

清洁 将羊毛毯挂起，晾干。将套子翻面，晾干。由于这些物品并未直接接触患者皮肤，无需清洗，特殊情况除外。毛巾每次用后要清洗。床单和其他接触患者皮肤的物品都要清洗干净。

操作步骤（图11） ①检查患者的状况，以确保没有局部热疗相关禁忌证。②在操作前向患者解释局部热疗的目的，并征得患者的同意。③将热罨垫浸湿，将水绞干。④将热罨垫放入带拉链的套子中，放入微波炉中加热，或将垫子卷起放入沸水中的蒸煮篮中。⑤戴上手套，小心地将热罨垫从加热源（微波炉、蒸锅或普通炉具）中取出。⑥用一层羊毛毯或双面绒布包裹热罨垫，然后再裹上毛巾。也可以将大块的浴巾对折，包在热罨垫的外面。毛巾可以起到保护患者不被烫伤的作用，同时也可以使热罨垫不迅速降温。通常需要用4条毛巾垫在热罨垫的下面，但是要准备多条毛巾，以备不时之需。操作动作要快，以免热罨垫温度快速降温。⑦用自己的手或手腕感觉热罨垫的温度，以确保套子中的热罨垫温度不是过高。⑧提醒患者将要把热罨垫放在他的身上，可以说："如果你感觉太烫，请一定告诉我。"⑨在将用毛巾裹起来的热罨垫放在患者身上之前，用肉眼检查患者的皮肤。这样你可以了解在正常情况下患者皮肤的颜色。⑩将热罨垫放在患者的大腿上。⑪在开始的时候，每隔2～3分钟将热罨垫抬起，检查患者的皮肤。由于血液循环加速，皮肤呈亮粉色，这是正常的。但是要检查是否有任何烫伤的迹象，同时要询问患者是否感觉太热。⑫热罨垫的工作温度可保持20分钟，但是之后会迅速冷却。因此随着时间的推移，烫伤危险也在逐渐降低。当热罨垫开始降温后，你需要减少一层毛巾以保持热敷部位的温度。然后，仍然要不断地检查患者的皮肤。⑬如果发现任何烫伤的迹象，或患者感觉太热，或患者对热敷的温度感到不适，要马上将热罨垫移开。

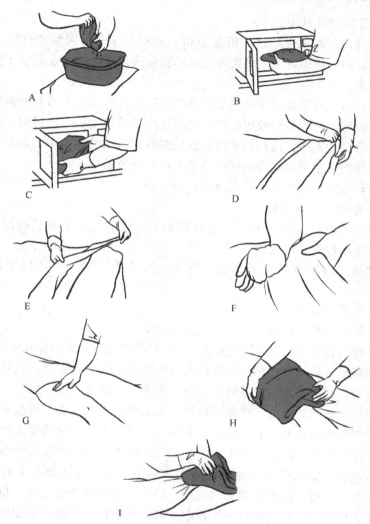

图 11　热毡垫

A. 将热毡垫浸湿，将水绞干。B. 将热毡垫放入带拉链的套子中，放入微波炉中加热。C. 戴上手套，将热毡垫从加热源（微波炉）中移开。D. 用一层羊毛毯或羊绒毯包裹热毡垫。E. 用毛巾将热毡垫裹起来。F. 用手感觉热毡垫的温度，以确保套子中的热毡垫温度不是过高。G. 在将用毛巾裹起来的热毡垫放在患者身上之前，用肉眼检查患者的皮肤。H. 将热毡垫放在患者的大腿上。I. 在开始的时候，每隔 2～3 分钟将热毡垫抬起，检查患者的皮肤

4.1.3　热敷布

敷布是浸在水里或其他物质里的布，绞干后可以用于身体的任何部位。敷布可以是热的、暖的、冷的或者冰冻的。敷布用于为皮肤升温或冷却，或者将各种

25

化学溶解物涂抹到皮肤上。

热敷布（使用在水中浸过的折起的布）是相对于非常潮湿的硅胶包或热罨垫的一种较温和的使用方法。热敷布较之硅胶包或热罨垫的优点是易于操作，且所需材料简单。

使用敷布时，所需要的就是热水、热敷时需用的布及绞干布时所戴的保护性手套。敷布的缺点是，与硅胶包或热罨垫相比冷却的速度更快。过去，利用热敷布在皮肤上涂各种物质，这些物质混合在浸湿敷布所用的热水中，如草药、挥发油和盐。热敷同时也可以结合冷疗的方法来进行交替治疗。

以前臂热敷布治疗为例的技术规范及操作规程。

温度 为 43.3～48.9℃。

所需时间 为 10～20 分钟，一般根据敷布尺寸和使用的数量而定。小块敷布比大块敷布冷却的速度更快。

所需物品 为测水温的温度计、热水、尺寸适当的毛巾及用于保护手的手套。

效果 主要是温度效应。

清洁 清洁水箱，保持卫生。用过的毛巾要清洗。

操作步骤（图 12） ①检查患者，确认患者没有与局部热疗相关的禁忌证。②向患者解释局部热疗的作用，并征得患者的同意。③检查水温。如果水温不在 43.3～48.9℃，则需要调节。④戴上手套，从热水中取出毛巾，绞干。⑤用自己的手或手腕测试敷布的温度，确保不过热。如果温度太高，要等待敷布降到安全的温度。⑥提醒患者敷布将摆放就位，可对患者说："如果你感觉太热，请一定告诉我。"⑦在进行热敷前，用肉眼检查需热敷的部位。这样做有助于了解患者正常皮肤的颜色。⑧将热敷布放在患者的皮肤上。可以在热敷布上放一块塑料布，以帮助保持温度。⑨观察患者的皮肤，要时常询问患者的反应。⑩如果没有使用加热垫，则需每 2 分钟更换一块敷布。如果在塑料布上放置了加热垫，则不需要更换敷布。此时，敷布可以持续使用 10～20 分钟。⑪最后拿掉敷布后，轻轻地擦干热敷过的部位。

4.1.4　湿电加热垫

湿电加热垫不需要任何的准备工作，只需按动开关便会自行加热。湿电加热垫携带方便，使用起来很灵活，适合身体各部位使用。由于电加热垫不需要外裹一层毛巾，使用起来没有笨重的感觉，且操作起来也比硅胶包和热罨垫要容易。然而，电加热垫对热量传导的穿透效果要逊色于硅胶包和热罨垫，而且没有电源无法使用（如户外运动时）。另外，湿电加热垫也可以和冷疗的手段结合使用，

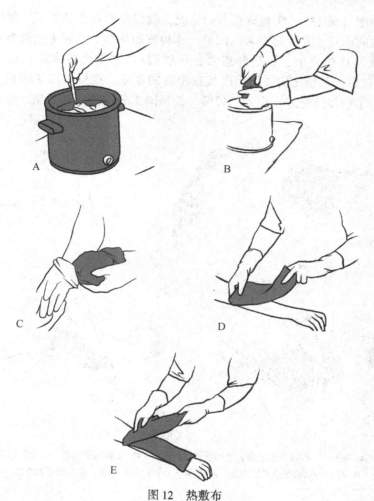

图 12　热敷布

A. 检查水温。B. 戴手套，绞干布上的水分。C. 用自己的手或手腕检查敷布的温度是否过高。

D. 将敷布放在患者的皮肤上。E. 敷布上覆一块塑料布，再将加热垫置于其上

产生交替治疗效果。

　　以腹部湿电加热垫治疗为例的技术规范及操作规程。

　　温度　可设置在 25.6 ~ 51.7℃。

　　所需时间　根据情况不同，时间可以设置为 15 分钟或更长。

　　所需物品　为包有布套的加热垫、一小块塑料布或一块布。

　　效果　主要是温度效应。

　　清洁　任何接触了患者皮肤的物品都要清洗。如果在加热垫和皮肤之间使用垫布，要将布清洗。如果使用了塑料布，要用热水和肥皂清洗塑料布或扔掉。

操作步骤（图 13） ①检查患者的情况，确保没有相关禁忌证。②向患者解释局部热敷的原理，并征得患者的同意。③检查加热垫。④通电，调到适当的档位。⑤在放加热垫之前，要告知患者，可以说："如果感觉太烫，请一定告诉我。"⑥在放置加热垫之前，用肉眼检查患者的皮肤。这样可以了解患者皮肤的正常颜色。⑦将加热垫放在患者的腹部。⑧每隔 5 分钟拎起加热垫，查看患者的皮肤。

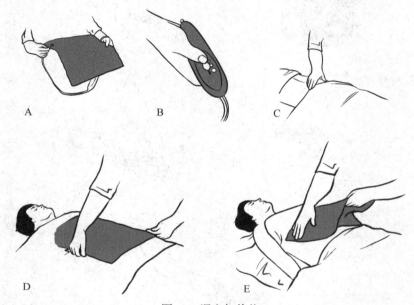

图 13　湿电加热垫

A. 检查加热垫。B. 将加热垫通电，并调到适宜的档位。C. 在放加热垫前，检查患者的皮肤。
D. 将加热垫放在患者的腹部。E. 每隔 5 分钟拎起加热垫，查看患者的皮肤

4.1.5　橡胶热水袋

橡胶热水袋可以放置在身体的任何部位。将空气排出，放入适量的水后，热水袋可以很灵活地使用。因此，橡胶热水袋适用于身体的任何部位。

不要将身体的重量放在热水袋上或挤压热水袋。为延长热水袋的使用寿命，不要充沸水。使用前要检查是否有裂口。不要折叠热水袋。

以腰部使用橡胶热水袋治疗为例的技术规范及操作规程。

温度　为 43.3 ~ 48.9℃。

所需时间　为 10 ~ 30 分钟。

所需材料　为测水温的温度计、热水瓶和用于包裹热水瓶的薄布。

效果　主要是温度效应。

清洁　清洁包裹用的布。将热水瓶中的水倒空。保存时要瓶口朝下，存放于凉爽、干燥的地方。

操作步骤（图14）　①对患者进行检查，确保没有相关的禁忌证。②向患者解释局部热敷的原理，并征得患者的同意。③从袋口冲水，冲至1/2或2/3满。使用温度计测温，理想温度为43.3～48.9℃。将袋中的空气排出。确认盖子拧紧，不会漏水。④将一块薄布放在患者的身上，或者用布或枕头套将瓶子裹起来以保护患者的皮肤。⑤提醒患者热水袋将放在患者的身上，可以说："如果您感觉太热，请一定告诉我。"⑥在将热水袋放上去之前，要用肉眼观察患者的皮肤。这样你可以了解患者皮肤的正常颜色。⑦将热水袋放在患者的腰脊部。⑧尽管因使用热水袋烫伤的情况不常见，但是也要注意观察患者的皮肤。

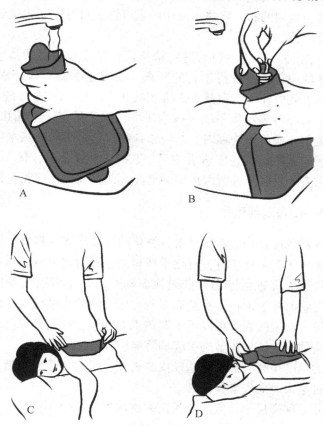

图14　橡胶热水袋

A. 检查水温，然后将热水袋冲至1/2满。B. 将热水袋中的空气排出。确认盖子拧紧，不会漏水。

C. 在患者的背部放一块布或枕头套。D. 将热水袋放在患者的腰脊部

4.1.6　扁塑料热水袋

将适当温度的热水放入扁塑料热水袋后，患者可以舒服地躺在上面，也可放在身体上面。它可保温 2 小时以上。其优点是价廉而易操作，仅需热水和扁塑料热水袋。如果有另一个同样的水袋，冲入凉水，可以做冷热交替治疗。

扁塑料热水袋治疗的技术规范及操作规程。

温度　一般为 42.2～45℃。

所需时间　为 5～30 分钟，5 分钟后患者身体开始温暖。

所需物品　为测水温的温度计、热水瓶和用于包裹热水瓶的薄布（枕套比较合适）。

效果　主要是温度效应。

清洁　清洁包裹用的布。将热水瓶中的水倒空，打开盖子以使最后一滴水蒸发掉，然后折叠存放。

操作步骤（图 15）　①对患者进行检查，确保没有相关的禁忌证。②向患者解释局部热敷的原理，并征得患者的同意。③测量水温以保证水温为 42.2～45℃。向塑料热水袋内注入约占其 1/3 容积的热水。46cm×61cm 的袋子大约需 6 杯水。④把充水的塑料热水袋平放在按摩床上，用手排气，上端扣紧，勿漏水。⑤用布或枕套盖上，或放入枕套内。⑥当患者躺在盖布的塑料热水袋上时，可以说："如果您感觉太热，请一定告诉我。"⑦要是水温合适，烫伤的可能很小，但依然要监测患者的皮肤，并听取反馈的情况。此种加热比硅胶包裹和热毡慢。

4.1.7　芥子硬膏局部热敷

硬膏是一种膏状混合物，通常是由各种草药混合而成。将膏状混合物涂抹在布上，然后敷在身体上。芥子籽含有化学药物成分和酶类成分，当和水混合后其释放出的化合物可以促进血液向皮肤表面流动。硬膏也可以起到抗刺激剂的作用，可以刺激皮肤的神经末梢，控制疼痛所在深部的神经系统，从而使疼痛得以缓解。由芥子粉末制成的硬膏可以用于温热肌肉组织，特别是深部肌肉，从而达到治疗慢性疼痛的目的，如关节炎引起的疼痛。

芥子硬膏的温度很高，甚至会造成皮肤亮红，因此在敷上硬膏后要仔细观察皮肤，并在计时结束时立即拿掉硬膏。

以前肩部芥子硬膏局部热敷治疗为例的技术规范及操作规程。

温度　为 43.3℃。

所需时间　为 15～30 分钟。

所需物品　为 1 大匙芥子粉、4 大匙面粉，并用足够的温水将其和在一起调

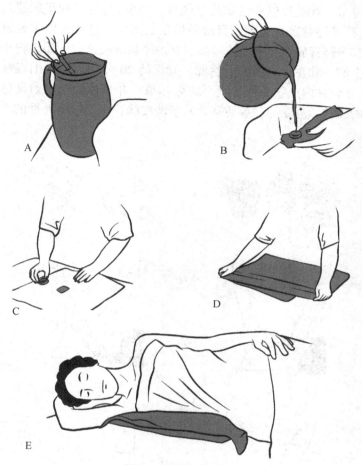

图 15 扁塑料热水袋

A. 监测水的温度。B. 往热水袋内倒入 1/2 ~ 2/3 的热水。C. 排出空气，封好口，勿漏水。

D. 给热水袋盖上枕套。E. 患者躺在热水袋上

成膏状；用于称量和搅拌的匙；薄棉布，尺寸约为 25cm×30cm；尺寸稍大些的塑料布；小块的毛巾；为硬膏保温的热敷垫、热水瓶或加热垫；小托盘。

效果 主要是芥子中释放出的化学物质，也包括硬膏上的热物的发热作用。

清洁 抛弃硬膏和塑料布，清洗布料和毛巾。

操作步骤（图 16） ①检查患者的皮肤，确认没有相关的禁忌证。②向患者解释局部热敷的原理，并征得患者的同意。③将芥子粉、面粉和水混合成可以摊在布上的膏状。注意：药膏不能太稀，以免滑落。④将布放在托盘上。⑤将药膏涂在布上，摊开，在四周留出足够的未涂上药的边以便折叠。在皮肤和硬膏之

间放置一块薄布。⑥提醒患者将要放置硬膏，对患者说："如果您感觉太烫，请一定告诉我。"⑦涂抹药膏之前，目检需治疗的部位。这样可以了解患者皮肤的正常情况。⑧将药膏放在患者的前肩部。⑨用塑料薄膜遮盖。⑩再将小块毛巾盖在塑料薄膜上面。⑪在最上面放上热源。⑫保持 20 分钟。⑬仔细观察患者的皮肤。如果在 20 分钟内皮肤变红，则可结束热敷，并拿掉硬膏。如果患者有任何刺痛或灼烫的感觉，应立即除掉药膏。⑭清洗皮肤，用浸过植物油的毛巾将芥子药膏擦干净。

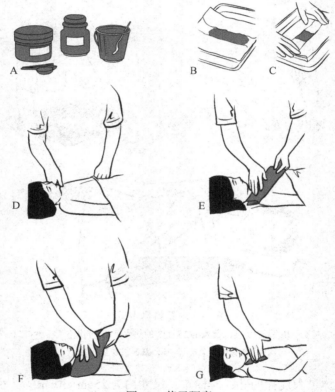

图 16　芥子硬膏

A. 将芥子粉、面粉和水调和在一起制成膏状，涂在布上。硬膏不要太稀薄，以免四处滑散。B. 将布放在托盘上。C. 用勺子将调制好的芥子硬膏盛放到布上，并摊开。布的四周要留出足够折边的部分。在皮肤和硬膏之间，只有一层薄布。D. 在使用硬膏前，目检患者的皮肤。E. 将硬膏放置于患者的前肩处。用块塑料薄膜覆盖。F. 在硬膏上放置塑料薄膜和小块的毛巾，然后，在最上面放置热源。G. 在治疗结束时，将包裹拿开，并用在植物油中浸过的纸巾或小块布将芥子膏擦掉

4.1.8　蓖麻油包裹

蓖麻油是将蓖麻籽碾碎后提取出的浓稠透明的油脂。蓖麻籽油富含脂肪酸，特别是蓖麻油酸。长久以来，人们使用蓖麻油包裹来促进局部血液和淋巴循环，放松肌肉，软化瘢痕组织，缓解肌肉和关节疼痛，并帮助放松身体局部的肌肉。包裹上放置的热源使血管舒张，促进了对蓖麻油中化学物质的吸收，并在局部形成加热的效果。

以在腓肠肌上使用蓖麻油包裹进行治疗为例的技术规范及操作规程。

温度　一般为温热（热量来自于加热垫）。

所需时间　为 45 分钟至 1 小时。

所需物品　为法兰绒布料（最好是羊毛料，也可以使用棉布）；一瓶蓖麻油；金属锅或托盘，其尺寸应足以放进布料；塑料薄膜或从垃圾袋上剪下的塑料布，尺寸要比法兰绒略大；可以使包裹保温的局部热源，如热敷包、热水瓶或加热垫；洗洁布；肥皂，或在一杯水中加入 1/2 勺苏打粉，在去掉包裹后用于清洁皮肤。

效果　主要是蓖麻油本身释放出的化学物质作用，同时也有来自于热源的加热作用。

清洗　扔掉塑料布，用肥皂和水清洗金属锅，清洗洗洁布。

操作步骤（图 17）　①和患者确认没有任何与使用局部热疗相关的禁忌证。②向患者解释使用蓖麻油包裹的目的，并获得患者的同意。③将法兰绒布料剪裁或折成适当的尺寸，通常可使用 3 层的布料，放置在金属锅内或托盘上。④将蓖麻油倒在法兰绒上，并让其充分浸透。要保持布料潮湿，但不可以滴油。⑤在敷上法兰绒之前要告知患者，可以说："如果你感觉太热，请一定告诉我。"⑥在敷上法兰绒之前，要目检患者的皮肤。这样可以了解患者皮肤的正常情况。⑦将法兰绒放在腓肠肌上。⑧用一块塑料布覆盖。⑨在覆盖了塑料布的法兰绒上放置热源。将设有温度调节功能的加热垫温度调在最高档（可耐受）。建议用高温档，当然中温档也是可以的。也可以使用热水瓶。⑩可以同时为患者的其他部位进行按摩。⑪包裹可以敷 30～90 分钟。⑫用一杯混合了 1/2 勺苏打粉的凉水清洗皮肤或用肥皂和洗洁布来清洁。⑬可以开始进行局部按摩。

4.2　局部冷敷疗法

和局部热敷相同，局部冷敷是有效而经济的治疗手段。在某些情况下，也是简便易行的疗法。冷敷并不需要做大量的准备工作，与局部热疗的效果有所不

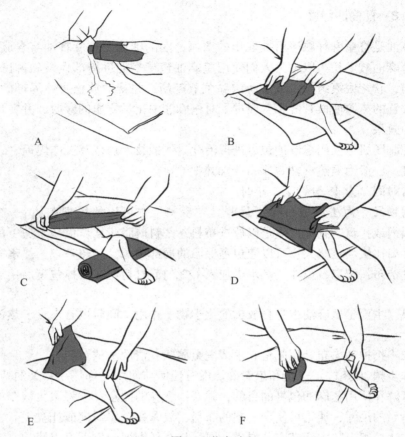

图17 蓖麻油

A. 将法兰绒浸在蓖麻油中。B. 将法兰绒放在皮肤上。C. 将法兰绒用塑料布盖上。D. 在塑料布上放置加热垫或热水瓶。E. 将法兰绒撤掉。F. 用一杯混合了1/2勺苏打粉的凉水清洗皮肤

同。自古以来，冷敷的效果就已获得认可。

使用冷硅胶包裹、冰包裹、冰袋或冰敷布（用冷冻后的湿毛巾）可以缓解肌肉痉挛。冷敷有助于消肿和减轻疼痛。使用充满冰水的扁塑料袋或进行冰水敷布可以为过热的患者降温。冷敷比热敷更容易穿透到深处组织。血管在热敷时会膨胀，而身体其他部位温度较低的血液就会不断地流向此温度高的部位。而冷敷则导致血管收缩，因此仅有少量新鲜血液流入此处，使温度较低的部位重新暖和。因此，在冷敷20分钟后，肌肉要用1小时以上才会恢复到其正常的温度。

许多冷敷疗法都可以和热敷结合在一起使用。例如，当患者需要进行热疗而此时患者的体温又较高时，在其身体的其他部位同时进行冷敷会使患者感到舒适。将冷敷和热敷结合在一起形成的冷热交替治疗，可以刺激局部循环并缓解疼痛。

4.2.1 冷硅胶包

市场上有多种冷硅胶包出售，其填充物是由水和各种添加剂混合而成的胶状物质。这种胶状物质即使在冰冻后也具有柔顺性。冷硅胶包都外套一个可清洗的乙烯塑料套。

冷硅胶包是提供冷源的有效方法。在冷却组织时，其比冰块用时更短，而且不需要做任何准备工作。所需要做的就是在使用前 2 小时将其放入电冰箱内。小型的电冰箱价格便宜，且占地面积小（图 18）。冻好后，冷硅胶包的温度很低，大约为–3.8℃，此温度可保持 15 ~ 20 分钟。

冷硅胶包温度低的优势有时也会成为劣势。冷硅胶包既是提供冷源易得的材料，同时也很容易让组织受伤。曾有一项研究显示：用冷硅胶包在皮肤上敷 20 分钟后，冷敷部位的皮肤温度从 33.9℃ 降到 0℃。如果冷敷 20 分钟，则肌肉内温度会降低 2.8 ~ 5.6℃。组织温度不可以太低，否则会受损伤。

使用硅胶包冷却面积大的平坦部位效果最佳，如大腿或后背（图 19），因为硅胶包无法在关节处折叠，也无法用于不规则的表面。绝不可以让患者躺在硅胶包上，也不可

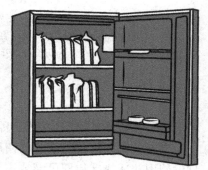

图 18　用于存放冷硅胶包和
冰块的小冰箱

以将硅胶包绑在患者身体的任何部位，因为这样做会挤压下面的组织并阻断循环。

以在后背的上部使用冷硅胶包治疗为例的技术规范及操作规程（冷硅胶包可用于治疗身体的任何部位，也可以结合热疗进行冷热交替治疗）。

温度　为–3.8 ~ 0℃。

所需时间　一般为 20 分钟。为防止皮肤受损，请不要超过建议的时长。

所需物品　为冷硅胶包、放在冷硅胶包和患者皮肤之间的薄布或毛巾。潮湿的布比干燥的布传导冷效果更好。

效果　主要是温度效应。

清洁　清洗布套。如果冷硅胶包接触过患者的皮肤，则用肥皂和清水清洗冷硅胶包的表面。

操作步骤（图 19）　①对患者进行检查，确保患者没有与局部冷疗相关的禁忌证。②向患者解释局部冷疗的原理，并征得患者的同意。③将薄布浸湿。④让患者俯卧，将布盖在后背上。⑤将冷硅胶包放置在布的上面。⑥每隔几分钟

拿开冷硅胶包，检查患者的皮肤，然后再放回去。⑦冷硅胶包最长可敷 20 分钟。

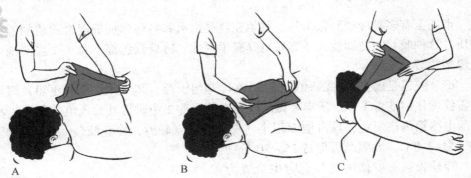

图 19 在后背上使用大号硅胶包

A. 患者俯卧，将一块布盖在患者后背的上部。B. 将冷硅胶包放置于布上。

C. 每隔几分钟拿开冷硅胶包，检查患者的皮肤状况

4.2.2 冰包裹

冰包裹和冰袋是治疗多种肌肉骨骼问题的常用方法。这些方法不单降温效率高，而且准备起来也很方便。仅使用一条毛巾和冰块或碎冰就可以制成冰包裹，而且仅使用碎冰或冰块即可制成冰袋。如果为患者使用冰包裹 20 分钟，则患者的肌肉内温度可以降低 2.8 ~ 5.6℃。

冰包裹和冰袋可用于身体（除眼睛外）的任何部位，还特别适用于需要充分降温的大面积、致密的肌肉。小面积、薄组织的身体部位（如手背）不需要长时间冰敷。

以可用于冰敷颈后部、膝关节前部或其他小面积部位的小号冰包裹治疗为例的技术规范及操作规程（切勿躺在冰包裹上）。

温度 为 0℃。

所需时间 为 20 分钟。为防止冻伤，请不要超过建议的时长。

所需物品 为湿毛巾、干毛巾各一块，碎冰或冰块。

效果 主要是温度效应。

清洁 清洗毛巾。

操作步骤（图20） ①对患者进行检查，确保患者没有与局部冷疗相关的禁忌证。②向患者解释冷敷的原理，并征得患者的同意。③制作一个小号的冰包裹，需先将一块小毛巾浸湿，然后放置于一个平坦的地方。在毛巾的一端大约放 4 杯的冰块，将毛巾的另一端折过去，制成冰包裹。这个尺寸适合于小面积部位的冷敷。④将冰包裹放在患者的皮肤上。⑤用相同尺寸的干毛巾将冰包裹包上。

⑥每隔几分钟拿开冰包裹，检查是否出现任何冻伤，然后再放回去。⑦最长20分钟后应拿掉冰包裹。

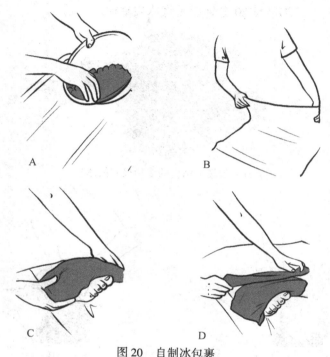

图20 自制冰包裹

A. 将冰块放在毛巾上。B. 将冰块裹起来制成冰包裹。C. 将冰包裹放在患者的皮肤上。D. 将一块干毛巾放在冰包裹的上面

4.2.3 冰袋

冰袋治疗的技术规范及操作规程。

温度 为0℃。

所需时间 一般为20分钟。为防止冻伤，请不要超过建议的时长。

所需物品 用现成的冰袋或可封口的塑料袋来制作，其内放满碎冰。可选择将一块薄布放在冰袋和患者的皮肤之间。图21为各种不同类型的冰袋。

效果 主要是温度效应。

清洁 将布单和其他用过的织物清洗干净。如果冰袋与患者的皮肤有接触，则用水和肥皂清洗冰袋的表面。扔掉所使用的可封口的塑料袋。

操作步骤（图22） ①对患者进行检查，确保患者没有与冷敷治疗相关的禁忌证。②向患者解释冷敷的原理，并征得患者的同意。③将冰袋装满碎冰或冰

块。袋子封口前，尽量将里面的所有空气挤出。④将薄布盖在患者的身上。⑤将冰袋放在患者的皮肤上。⑥每隔几分钟拿开冰袋，检查是否出现任何冻伤的迹象，然后再放回去。⑦最长20分钟后需将冰袋拿掉。

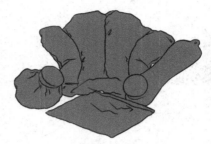

图21　市场上销售的多种尺寸的冰袋

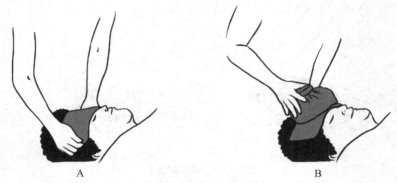

图22　冰袋的使用方法

A. 在患者的皮肤上先放一块布。B. 将冰袋放在患者的皮肤上

4.2.4　扁塑料冷水袋

4.1.6中解释了将扁塑料水袋充满热水的使用方法。当里面加满适当温度的冷水时，扁塑料水袋也可有效地用于冷敷疗法。当天气炎热时，为患者的躯干、腹部或整体的背部降温可以帮助患者保持全身的凉爽状态，也可以在按摩前冷却并刺激需要按摩的部位。水可以保持冰冷的温度大约30分钟，这与充入水的温度和患者的体核温度有关。很显然，体温较高的人躺在任何冰冷的物体上，都比体温较低的人会更快使冰冷的物体升温。

这一特别的水疗方法的优点是经济实惠，而且技术含量较低。治疗师采用这种方法时唯一需要的材料就是袋子和冷水。与冷硅胶包或冰包裹不同的是，患者躺在水袋上比较安全，因为患者开始躺上去时，水的温度即开始升高。充满冷水的扁塑料水袋也可以结合多种热疗方法一起使用，如同时使用另一个充满热水的水袋，来达到冷热交替治疗的效果。如果将冰袋充满极冷的水，并和一袋冰一起放在冰箱内，其温度可保持数小时。如果将水袋放在按摩床的床头部位，患者躺在按摩床上时，其身体的前面或背面都可有效得到冷却。尽管也可以使用扁水袋来冷却大腿，但是，扁水袋用于上半身时更有效。

以下介绍的技术规范及操作规程演示的是最便于使用水袋的位置，即按摩床上，放置于床单的下面，这样可以冷却患者的整个背部。

温度　为12.8℃。

所需时间　为5~30分钟。接触5分钟后，患者的组织开始冷却。

所需物品　为测水温的温度计、水袋和一块薄布。薄布用于遮盖或包裹充满水的水袋（最理想的材料是枕头套）。

效果　主要是温度效应。

清洁　清洗洗洁布。倒空水袋（平放，除去盖子，这样里面的水可以完全空干），然后裹起来，存放。

操作步骤（图23）　①对患者进行检查，确保患者没有与冷敷治疗相关的禁忌证。②向患者解释冷敷的原理，并征得患者的同意。③用温度计测水温，所需温度为12.8℃。向袋子内加入1/3的冷水，要加在冰箱里冰冻过的水，或者是与碎冰混合的室温水，待水冷却后，除去碎冰块。尺寸为46cm×61cm的袋子需要加大约6杯水。④将未加盖子的袋子小心地拿起，平放在按摩床上，用手将里面的气泡排净。检查是否已盖紧盖子，以防漏水。⑤用布或枕头套包起来，或放在枕头套内。⑥当患者平躺在包起来的冷水袋上时，对患者说："如果您感觉太凉，请务必告诉我。"

尽管由于冷水而受伤的情况鲜有发生，但是也要了解患者的反馈。患者刚躺上去时，可以感觉到袋子是很冷的。但是，袋子会很快变得温暖。

4.2.5　敷布

敷布是浸在水里或其他物质里的布，绞干后可以用于身体的任何部位。敷布可以是热的、暖的、冷的或者冰冻的。敷布用于为皮肤升温或冷却，或者将各种化学溶解物涂抹到皮肤上。在此部分内容中，将介绍两种冷敷布：一种由冷的自来水制成，另一种用冰冻的水制成。

4.2.5.1　冷敷布

冷敷布是冷硅胶包和冰块所制造的强冷功能中一个较温和的制冷形式。冷敷布更适合用于较脆弱的部位（如眼睛），或为极其敏感的人使用。敷布可以根据人体的曲线裁制，分量很轻，因此有些患者会在使用时感觉更舒适。在历史上，

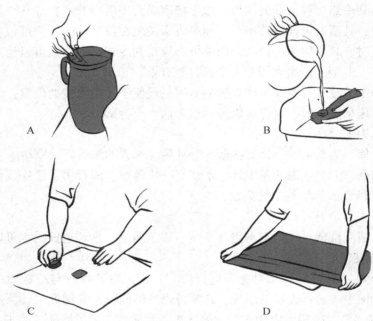

图 23 扁塑料水袋

A. 测水温。B. 在水袋中充 1/3 的冷水。C. 将未加盖子的袋子小心地拿起，平放在按摩床上，用手将里面的气泡排净。检查是否已盖紧盖子，以防漏水。D. 将袋子用布或枕套包起来，或放在枕套内

出于一些特殊的需要，治疗师将许多化学溶剂添加到冷敷布中。在此仅举几例：起消炎作用的草药，使皮肤充血的草药，用于治疗挫伤和扭伤的硫酸镁及杀菌草药或治疗伤口的精油。冷敷布也可以和多种热敷手段结合使用，以产生冷热交替治疗的效果。例如，可以先用石蜡浴为患者治疗足部，然后再使用冷敷布；或者先使用热硅胶包裹治疗患者的背部，然后再使用冷敷布。

为不同的患者制作适合他们的冷敷布很容易。制作一个用于眼睛的小冷敷布时，可以使用一块清洁布，将布浸在冷水中，然后绞干即可。用多块布或一块小毛巾就可以制成中号的冷敷布。制作需要盖住全身的大号冷敷布可以使用浴巾。

不同尺寸的冷敷布可以用于：冷却身体上不适合用冰块的部位，如眼睛；在全身热敷布时对前额进行冷疗；轻缓地为过热的患者降温；与热敷布结合进行温和的冷热交替治疗；缓解瘙痒的皮肤；治疗对强力冷疗无法适应的患者。

如果身体的 1/5 部分用了冷敷布，则体核温度开始下降，因此，自始至终检测患者的体温是很重要的。要时而检查患者的皮肤，但是由于冷敷布比冰敷的温度高，因此造成冻伤的可能性极小。

以小腿前面使用冷敷布治疗为例的技术规范及操作规程。

温度 一般为 4.4~10℃。

所需时间 为 10~20 分钟。如果是作为冷热交替治疗的一部分，则为 1 分钟。

所需物品 为测水温的温度计、盛水器皿、与冷敷尺寸相当的毛巾及放置在患者冷敷布部位下方的另一条毛巾。

效果 主要是温度效应。

清洁 清洗使用过的织物。

操作步骤（图 24） ①对患者进行检查，确保患者没有与局部冷敷相关的禁忌证。②向患者解释局部冷敷的原理，并征得患者的同意。③盛水器皿中加入碎冰或冰块，直到水温达到 4.4~10℃。④将适当尺寸的毛巾在水中浸湿，并绞干。⑤放在患者的皮肤上。

毛巾放在患者皮肤上几分钟后开始升温，如果有需要可以重新换一块。

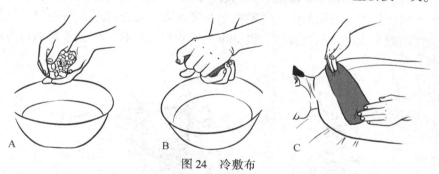

图 24 冷敷布

A. 向盛水器皿中加入碎冰或冰块，直到水温达到 4.4~10℃。B. 将适当尺寸的毛巾在水中浸湿，并绞干。C. 放在患者的皮肤上

4.2.5.2 冰敷布

将一块湿毛巾放在可密封的塑料袋中，然后冰冻即可制成冰敷布。当从冰箱里取出放在患者身上时，其温度可以保持 20 分钟。冰敷布比冷包裹温度要低，但比冷硅胶包裹和冰按摩温度要高，因此对那些对冷疗有效但是不能忍受低冷包裹的患者更为理想。冰敷布与冷硅胶包裹不同的是，患者躺在冰敷布上更安全。因为患者躺在冰敷布上时，冰敷布即开始升温。冰敷布对身体的任何部位都很安全。放在身体需治疗的部位上，冰敷布仅在几分钟后便开始升温，但是，可以持续使用达 20 分钟之久。用于手部的冰敷布可以通过浸湿并冰冻一双羊毛手套来制成。将手套从冰箱中取出，戴在由于劳作而感觉疲劳的手上。

要制作冰敷布，可以先在冷水中绞干毛巾，纵向对折，然后再对折，放入一只可密封的塑料袋中。平放在冰箱内冷冻 2 小时。制成后，将毛巾从袋子中取

出，直接放在患者的身体上。开始时，毛巾是硬的，但是很快会暖和起来，并能更灵活地放置于患者身体的任何部位。

以对肩外侧肌肉使用冰敷布治疗为例的技术规范及操作规程。

温度 在短时间内为0℃，随后敷布的温度开始升高。

所需时间 一般为20分钟。

所需物品 为洗手用的毛巾、可密封的塑料袋和冰箱。

效果 主要是温度效应。

清洁 扔掉塑料袋，并清洗用过的毛巾。

操作步骤（图25） ①对患者进行检查，确保患者没有与冷敷治疗相关的禁忌证。②向患者解释冷敷的原理，并征得患者的同意。③将一块适当尺寸的毛巾在冷水中浸过，绞干。毛巾应保持湿润，但不可以滴水。④将毛巾纵向对折，然后再对折。⑤将折好的毛巾放入塑料袋，封好，然后放入冰箱。⑥从塑料袋中取出冰敷布，放在患者的肩部。⑦毛巾放在患者肩上几分钟后，毛巾的温度开始升高，使用起来也比先前更灵活。当毛巾升温开始变软后，将它紧紧地包在患者的肩部。

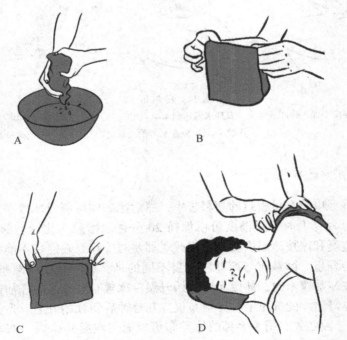

图25 冰敷布

A. 将一块适当尺寸的毛巾在冷水中浸过，绞干。B. 将毛巾纵向对折，然后再对折。
C. 将折好的毛巾放入塑料袋，封好，然后放入冰箱。D. 从塑料袋中取出冰敷布，放在患者的肩部

4.2.5.3　冷热交替敷布

冷热交替敷布疗法是将热敷布和冷敷布交替使用。交替治疗可用于身体的许多部位，从而极大地促进循环。冷热交替敷布能刺激其下面的皮肤和肌肉，并缓解肌肉骨骼疼痛。与单独使用热敷布或冷敷布一样的是，在行冷热交替敷布时可以轻易地将一些化学药物加入到水中。

在此用眼部的冷热交替敷布为例介绍冷热交替敷布的方法。在这个例子中，目标是极大地促进眼部的循环，以缓解眼部疲劳和肌肉紧张，并为患者眼部的肌肉预热，以准备接下来的眼部按摩。同样的手段也适用于身体的任何部位，目的是在按摩前促进血液循环并使患者放松。

冷热交替敷布治疗的技术规范及操作规程。

温度　为 38.9 ~ 43.3℃，而冷敷布时温度为 0 ~ 12.8℃。

所需时间　为 10 分钟。

所需物品　为测水温用的温度计，盛冷、热水用的器皿，3 块洗洁布和 1 块毛巾（放在患者的头部下面，以防按摩床被打湿）。

效果　主要是温度效应。

清洗　清洗和清洁各种容器，洗净手巾和毛巾。

操作步骤（图 26）　①对患者进行检查，确保患者没有与热、冷敷治疗相关的禁忌证。②向患者解释热、冷敷的原理，并征得患者的同意。③患者仰卧，将毛巾放在患者的头下。④将一块手巾在热水中浸湿，绞干。⑤纵向对折手巾，放在患者的眼部。⑥确认患者此时感觉不是太热。⑦2 分钟后，将另一块手巾在冷水中浸湿，绞干。纵向对折，再放在患者的眼部。⑧冷敷 30 秒钟后，拿掉手巾。⑨重复第④ ~ ⑧步，共重复 3 次。⑩用最后一块手巾擦干眼睛。

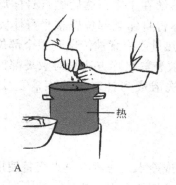
A

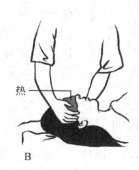
B

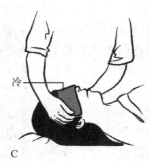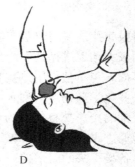

冷

C   D

图 26　冷热交替敷布疗法

A. 将一块手巾在热水中浸湿，绞干。B. 纵向对折手巾，放在患者的眼部。C. 将另一块手巾在冷水中浸湿，绞干。纵向对折，再放在患者的眼部。D. 在重复 3 次热、冷敷布后，轻轻地将眼部周围擦干

4.3　洗浴

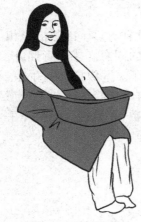

洗浴是整个世界范围所有医疗方法中最古老最流行的方法之一，其原因是洗浴既方便又有效，并且可以针对全身许多部位的问题达到多种治疗目的。根据洗浴的不同类型可以达到以下目的：放松肌肉并为按摩做好准备，以多种方式刺激循环，缓解肌肉疲劳和疼痛，减轻关节疼痛，升高或降低体核温度，使全身放松，甚至在短时间内刺激肌肉收缩。使用草药、盐、黏土、精油、醋、碳酸氢钠（小苏打）、燕麦粉、泥土、海藻和其他化学制品等医用物质的简单方法就是将它们溶解在水中，然后进行身体局部浸浴或全身浸浴。当液体将身体某部位或整个身体完全包围时（图 27），水中的热量或冷意被传递到整个部位，其效果比湿热敷裹或冷敷裹等水疗方法只对敷裹部位起作用要

图 27　手部洗浴

好。这一优点使洗浴成为针对某些疾病更实用的治疗选择。

4.3.1　局部洗浴

局部洗浴可以用热水、温水、平温水或冷水，或者冷热水交替使用。其在各种容器中都可进行，如大碗、塑料盆或不锈钢的漩涡浴池。

4.3.1.1 足浴

足浴（图28）可以产生多种效果，但其效果要取决于下列条件：足浴的时间；水的温度；水中是否加入化学制剂，如硫酸镁、草药或精油；是否与其他水疗方法相结合。

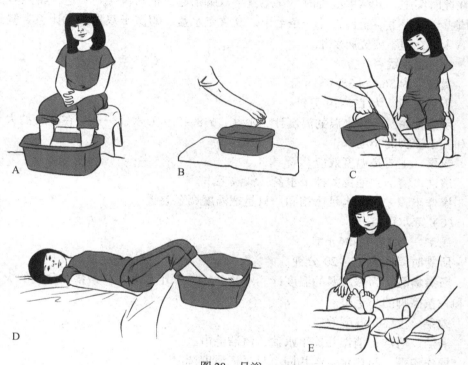

图28 足浴

A. 患者在享受足浴。B. 测量水温。C. 换水以保持理想温度。D. 患者躺在按摩床上做足浴。

E. 按摩师将患者的双足从一个浴盆挪入另一个浴盆以进行冷热交替治疗

（1）热水足浴

温度 为38.9~43.3℃。

所需时间 为20分钟。

所需物品 为测水温的温度计、水盆、6.8~9.1 L水、一条垫在盆底的大毛巾、一条擦脚的小毛巾、冷水和冷敷布（根据需要）。

效果 主要是温度效应。

清洁 清洁、消毒并擦干水盆，清洗毛巾。

操作步骤（图28） ①询问患者以确保其对热水足浴无禁忌证。②向患者讲明热水足浴的用法并征得其同意。③让患者坐在按摩床旁的椅子上，在患者脚下的地板上铺一条毛巾。④将热水盆放在毛巾上，让患者浸入双脚。如果需要身体保暖则给患者盖上一条毯子。⑤用温度计不时地监测水温，如果需要保持理想温度就再加热水。不要将水直接倒在患者脚上，倒水时让患者把脚挪到盆边。⑥如果患者开始出汗，给予前额冷敷。⑦取坐姿进行足浴时，身体其他部位按摩可以在此时实施。⑧结束浸洗时，让患者将双脚抬起，把水盆挪到一边，将患者的双脚置于毛巾上，上面再盖一条毛巾。⑨拿走水盆。⑩擦干双脚。⑪让患者躺到按摩床上，但不要光脚踩地。

（2）温水足浴

温度 为 36.7 ~ 38.9℃。

所需时间 为 15 ~ 20 分钟。

所需物品 为测水温的温度计、水盆、6.8 ~ 9.1 L 水、一条垫在盆底的大毛巾和一条擦脚的小毛巾。

效果 主要是温度效应。

清洁 清洁、消毒并擦干水盆，清洗毛巾。

操作步骤 与热水足浴相同，只是把温度调至温暖。

（3）凉水足浴

温度 为 18.9 ~ 36.6℃。

所需时间 为 15 ~ 20 分钟。

所需物品 为测水温的温度计、水盆、6.8 ~ 9.1 L 水、一条垫在盆底的大毛巾和一条擦脚的小毛巾。

效果 主要是温度效应。

清洁 清洁、消毒并擦干水盆，清洁毛巾。

操作步骤 与热水足浴相同，只是把温度调凉。

（4）冷水足浴

温度 为 12.8 ~ 18.3℃，12.8℃的水可能难以长时间耐受。可以用碎冰或冰块来逐渐降低温度。

所需时间 为 2 ~ 20 分钟，根据耐受程度而定。

所需物品 为测水温的温度计、水盆、垫在盆底的大毛巾和擦脚的小毛巾。

效果 主要是温度效应。

清洁 清洁、消毒并擦干水盆，清洗毛巾。

操作步骤 与热水足浴相同，只不过是用冷水。根据足浴的目的和个体的耐受程度，将双脚浸在水中 2 分钟或更长时间。对于难以耐受冷水的患者，如果每隔 1 ~ 2 分钟向水中加入碎冰或冰块使水逐渐变凉可能会更舒服些。每当水变得太温暖时，取出一些温水并倒入一些较冷的水或者放些冰。

注意事项 本疗法禁用于寒冷者、雷诺综合征和高血压患者。淋巴水肿患者禁忌长时间冷水足浴。

（5）冷热交替足浴

温度 43.3～46.1℃，冷水足浴为10℃。

所需时间 约为10分钟。

所需物品 为测水温的温度计、两个水盆、两条垫在盆底的大毛巾和一条擦脚的小毛巾。

效果 主要是温度效应。

清洁 清洁、消毒并擦干水盆，清洗毛巾。

操作步骤 ①询问患者以确保其对冷热交替足浴无禁忌证。②向患者讲明冷热交替足浴的用法并征得其同意。③除了准备一盆热水和一盆冷水以外，其余物品按照热水足浴那样一一备齐。每个盆下垫一条毛巾，以便从一个盆换到另一个时脚不会直接踩地。④先从热水足浴开始，浸泡双脚2分钟。⑤换为冷水足浴，浸泡双脚30秒钟。⑥重复步骤D和E，共3轮。⑦擦干患者的双脚。

注意事项 本疗法禁忌证与热水足浴和冷水足浴相同。

4.3.1.2 手浴

手浴（图29）能够产生多种效果，这些效果取决于手浴的时间、水的温度、水中是否加入了化学添加剂（如硫酸镁、草药或精油）及是否与其他水疗方法相结合。图30展示了手臂和腿部的结合浴，这样可以同时实施身体两个部位的洗浴。双腿和上肢的热水浸浴可用于治疗偏头痛。

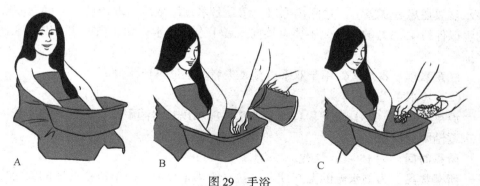

图29 手浴
A. 患者在享受手浴。B. 换水以保持理想温度。
C. 加碎冰使冷水手浴的温度保持在12.8～18.3℃

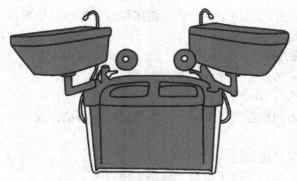

图30　手臂和腿部结合浴

（1）热水手浴

温度　为43.3℃。

所需时间　为15～20分钟。

所需物品　为测水温的温度计、一个盛水的容器如大碗或塑料盆、4.6 L水、一条垫在盆底的大毛巾和一条擦手的小毛巾。

效果　主要是温度效应。

清洁　清洁、消毒并擦干水盆，清洗毛巾。

操作步骤　①询问患者以确保其对热水手浴无禁忌证。②向患者讲明热水手浴的用法并征得其同意。③将大毛巾铺在桌子上。④在一个大碗或塑料盆中倒入热水，并放在大毛巾上。⑤让患者坐在水盆前的一个椅子上。⑥让患者浸泡双手15～20分钟。浸泡期间如果需要可对身体其他部位进行按摩，也可以根据需要将水盆放在患者膝盖上，盆底垫毛巾。⑦随着水逐渐变凉，取出些水，换些较热的水以保持43.3℃的温度。不要直接向患者手上倒热水。⑧让患者双手离开水盆并擦干。

注意事项　本疗法禁用于双手感觉丧失者和上肢淋巴水肿者。

（2）冷水手浴

温度　为12.8～18.3℃。12.8℃的水可能难以长时间耐受，可以用碎冰或冰块来逐渐降低温度。

所需时间　为15～20分钟。

所需物品　为测水温的温度计、水盆、约4.6 L水、一条垫在盆底的大毛巾和一条擦手的小毛巾。

效果　主要是温度效应。

清洁　清洁、消毒并擦干水盆，清洗毛巾。

操作步骤　①询问患者以确保其对冷水手浴无禁忌证。②向患者讲明冷水手浴的用法并征得其同意。③在桌子上铺一条大毛巾。④在一个大碗或塑料盆中倒入冷水并放些冰，将其放在大毛巾上。⑤让患者坐在水盆前的一个椅子上。⑥让患者浸泡双手15~20分钟。浸泡期间如果需要可对身体其他部位进行按摩，也可以根据需要将水盆放在患者膝盖上，盆底垫毛巾。⑦随着水逐渐变暖，取出些水，放些冰块以保持水温为12.8~18.3℃。⑧让患者双手离开水盆并擦干。

注意事项　本疗法禁忌用于畏寒者、雷诺综合征和高血压患者；患淋巴水肿者禁忌长时间冷水手浴。

（3）冷热交替手浴

温度　应先热（43.3℃）后冷（12.8℃）。

所需时间　为10分钟。

所需物品　为测水温的温度计、两个水盆和擦手毛巾。

效果　主要是温度效应。

清洁　清洁、消毒并擦干水盆，清洗毛巾。

操作步骤（图31）　①在热水中浸泡双手2分钟。②在冷水中浸泡双手1分钟。③重复2次步骤A和B，共3轮。

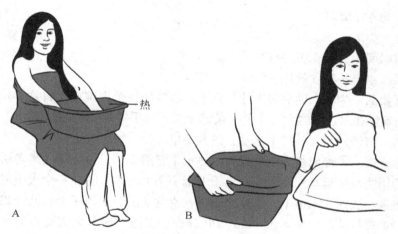

图31　冷热交替手浴

A. 双手浸在热水中。B. 从热水盆换至冷水盆

注意事项　禁忌证与热水手浴和冷水手浴相同。

4.3.1.3　手臂浴

手臂浴（图32）包括双手和双臂的洗浴，并且能产生多种效果，这些效果取决于手臂浴的持续时间、水的温度、水中是否加入了化学添加剂（如硫酸镁、草药或精油）及是否与其他水疗方法相结合。为患者实施手臂浴需要用比手浴大些的容器，例如，一个长方形的塑料花盆、一个特大的塑料盆、一个婴儿浴盆或一个 23 L 左右的塑料桶。

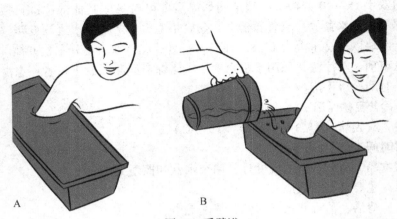

图 32　手臂浴

A. 浸入一只手臂。B. 换水以保存温度

(1) 热水手臂浴

温度　为 43.3℃。

所需时间　为 15～20 分钟。

效果　主要是温度效应。

所需物品　为测水温的温度计、盛水的容器如一个大碗或塑料盆、4.6～6.8 L 水、一条垫在水盆下的大毛巾及一条擦干双手和手臂的小毛巾。

清洁　清洁、消毒并擦干水盆，清洗毛巾。

操作步骤　①询问患者以确保其对热水手臂浴无禁忌证。②向患者讲明热水手臂浴的用法并征得其同意。③在桌子上铺一条大毛巾。④在一个大碗或塑料盆中倒入热水，放在大毛巾上。⑤让患者坐在水盆前的一个椅子上。⑥让患者将一只或两只手臂尽可能地浸入水中 15～20 分钟。浸泡期间如果需要可对身体其他部位进行按摩。也可以根据需要将水盆放在患者膝盖上，盆底垫毛巾。⑦随着水逐渐变凉，取出些水，倒入一些较热的水以保持水温为 43.3℃。不要直接向患者手臂上倒热水。⑧让患者将手臂离开水盆并擦干。

注意事项　本疗法禁用于手臂淋巴水肿者及感觉丧失者。

(2) 冷水手臂浴

要实施冷水手臂浴，首先参考冷水手浴部分。冷水手臂浴与冷水手浴的适应证和禁忌证都相同，但手臂浴不仅施于手臂的肌肉和关节，同时也施于手部的肌肉和关节。因为当整个手臂浸入时，与只浸入手相比，冷水手臂浴能使身体更多部位变凉，从而使全身更加凉爽。

（3）冷热交替手臂浴

温度 热（43.3℃）水和冷（12.8℃）水交替。

所需时间 为 10 分钟。

所需物品 为测水温的温度计、两个盛水的容器如大碗或塑料盆或塑料桶、每个容器中有 4.6~6.8 L 水、两条垫在盆底的大毛巾及一条擦干手臂和双手的小毛巾。

效果 主要是温度效应。

清洁 清洁、消毒并擦干水盆，清洗毛巾。

操作步骤 与冷热交替手浴相同，只是将一只或两只手臂完全浸入水中。

注意事项 本疗法的禁忌证与热水手臂浴和冷水手臂浴相同。

4.3.1.4 半身浴

如图 33 所示，热水半身浴是指患者坐在齐腰深的热水中，而上半身完全暴露在水面以外。在下列情况下实施半身浴：患者需要使身体温暖却不耐受全身热水浴，需要促进下半身循环，偏头痛患者，需要使草药或精油等物质通过皮肤吸收，或者需要腿浴却没有适用于腿浴的浴盆。浴盆中注入 40℃ 的水至半满，患者裸露下半身浸入水中，因此腰部以下必须赤裸或只穿短裤或游泳衣。上半身仍需保暖，因此患者可以穿一件衬衣或者披一条小毯子或大毛巾。只要一开始出汗，就在头上放冷敷布或冰袋。洗浴结束时，仅从腰部以下部位倒冷水冲洗一下，然后休息 20 分钟以上即可。

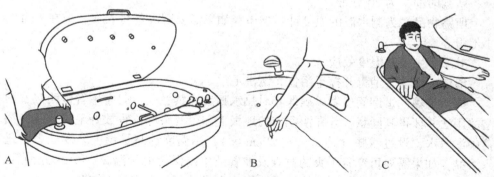

图 33　半身浴

A. 放好毛巾。B. 向浴盆中注水并测量温度。C. 患者在进行半身浴

温度 为 40℃。

所需时间 为 15 分钟。

所需物品 为测水温的温度计、两条大浴巾（一条放在地上，另一条垫在患者脑后）、一碗冷水、一条用于冷敷的毛巾（根据需要）、一件衬衣或一条披在身上的毛巾（如果需要）。

效果 主要是温度效应。

清洁 清洁、消毒并擦干浴盆，清洗毛巾。

操作步骤 ①询问患者以确保其对热水半身浴无禁忌证。②向患者讲明热水半身浴的用法并征得其同意。③在浴盆前的地板上和患者头部位置放好毛巾。④向浴盆中注入齐腰深的水，用温度计测量温度。⑤让患者进入浴盆，如果需要可穿着干爽的衬衣或披着被单以保持上身温暖。⑥15 分钟后让患者离开浴盆，用力擦干后，让患者躺下休息或接受按摩。

注意事项 本疗法禁用于糖尿病、腿部淋巴水肿、感觉丧失和外周血管病（下肢动脉硬化症或血栓闭塞性脉管炎）患者。

4.3.1.5 腿浴

在浴盆中注入足以浸没双腿的水进行的腿浴有助于治疗多种肌肉骨骼疼痛和腿部疼痛。腿浴还可用于改变腿部肌肉的温度及促进加入的盐、草药、精油或其他物质通过皮肤吸收。如果水浴很热或很冷，则会促进全身循环。腿浴也是患者在家里自行治疗的好方法。腿浴可以采用标准的浴盆或者为治疗目的而特别设计的不锈钢漩涡浴盆。如果只需治疗双腿，可以用两只深水桶，每条腿用一只。

（1）热水腿浴

温度 为 38.9～43.3℃。

所需时间 为 20 分钟。

所需物品 为测水温的温度计、浴巾，如果需要则准备衬衣或者披在上身的小毛巾。

效果 主要是温度效应。

清洁 清洁、消毒并擦干浴盆，清洗毛巾。

操作步骤 ①询问患者以确保其对热水腿浴无禁忌证。②向患者讲明热水腿浴的用法并征得其同意。③在浴盆前的地板上和患者头部位置放好毛巾。④向浴盆中注入水，没过双腿（通常大约20cm深），用温度计测量温度。⑤让患者进入浴盆，如果需要可穿着干爽的衬衣或披着被单以保持上身温暖。⑥20分钟后，帮助患者离开浴盆，用力擦干，然后可以让患者躺下休息或接受按摩。

注意事项 本疗法禁用于糖尿病、腿部淋巴水肿、感觉丧失和外周血管病（下肢动脉硬化症或血栓闭塞性脉管炎）患者。

（2）冷水腿浴

温度 温度较低，需要达到强烈反应时水温应为 10～15.6℃，如果不能耐受太冷的水则升温至 21℃。

所需时间　为 5～20 分钟。

所需物品　为测水温的温度计、浴巾，如果需要则准备衬衣或者披在上身的小毛巾。

效果　主要是温度效应。

清洁　清洁、消毒并擦干浴盆，清洗毛巾。

操作步骤　按照热水腿浴的步骤进行，只是换成冷水。

注意事项　本疗法禁用于显著性高血压、雷诺综合征患者，患淋巴水肿者对较长时间的冷水腿浴禁忌。

（3）冷热交替腿浴

温度　应先热（38.9～43.3℃）后冷（12.8～21.1℃）。

所需时间　为 10 分钟。

所需物品　为两个浴盆、测水温的温度计和浴巾，如果需要则准备衬衣或者披在上身的小毛巾。

效果　主要是温度效应。

清洁　清洁、消毒并擦干浴盆，清洗毛巾。

操作步骤　①按照热水腿浴的操作步骤进行。当患者进行热水腿浴时，在另一个浴盆中备好冷水。②过 2 分钟后，帮助患者离开热水浴盆并换至冷水浴盆。③过 30 秒后，帮助患者离开冷水浴盆并换至热水浴盆。④重复步骤②和③，共 3 轮。⑤用力擦干双腿后躺下休息或接受按摩，或者运动至双腿感觉温暖。

注意事项　禁忌证与热水、冷水腿浴相同。

4.3.1.6　石蜡浴

石蜡浴是身体某一部分的浸浴，通常是双手或双足，浸在一个盛有液状石蜡的槽内（图34）。多次将身体某部位浸入石蜡会在其表面形成一层蜡膜，不仅可以温暖皮下组织，还可以将热量存储于皮肤表面。因热量无法通过辐射散发，从而进入关节中。石蜡浴能够使形成蜡膜部位的皮肤以及皮下肌肉和关节腔的温度显著升高。

石蜡浴治疗的技术规范及操作规程。

温度　为 50.6～52.2℃。

所需时间　为 15 分钟。

所需物品　为装有 1.4 kg 石蜡的石蜡浴盆、小塑料袋、套在脚上的袜套或大号码的袜子。在购买石蜡浴盆时，这些物品通常包括在内。

效果　主要是温度效应。

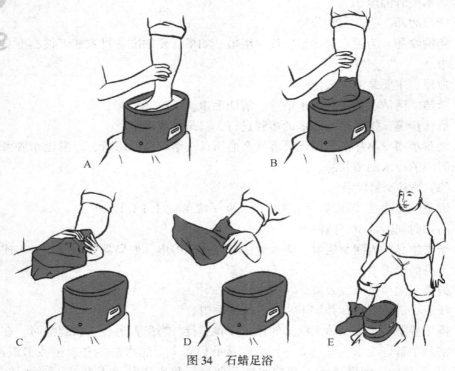

图 34　石蜡足浴

A. 将患者一只脚浸入石蜡浴盆。B. 包着石蜡膜的脚晾干。C. 用塑料袋包住脚。

D. 在患者脚上套一只袜套。E. 患者在休息，让一只脚晾干

清洁　扔掉塑料袋和用过的石蜡，清洗毛巾、袜套或袜子。

操作步骤　①询问患者以确保其对石蜡浴无禁忌证。②向患者讲明石蜡浴的用法并征得其同意。③让患者坐在按摩床旁，在患者脚下的地板上铺一条毛巾。④将盛有热水的浴盆放在毛巾上，将患者双脚放入，短暂浸泡。如果没有自来水，就用消毒杀菌剂喷洒双脚，这一步骤不仅使患者感觉舒适，而且可以保持石蜡浴盆的清洁。⑤将一只脚快速浸入石蜡后离开。⑥等待 3 秒钟使石蜡轻微发硬（即石蜡刚刚开始失去光泽时），然后再次浸入。⑦重复 5 次步骤⑤和⑥，共浸入 6 次，然后用塑料袋或玻璃纸袋包住脚，并套上一只大号码的袜子、布袜套或电袜套。⑧对另一只脚重复步骤⑤～⑦。⑨保留石蜡大约 10 分钟，然后取下袜子或袜套、塑料袋或玻璃纸袋及第一只脚上的石蜡。⑩按摩这只脚。⑪对另一只脚重复步骤⑨和⑩。

注意事项　本疗法禁用于以下病症：外周血管病，包括糖尿病、血栓闭塞性脉管炎和下肢动脉硬化症；淋巴水肿；皮肤有切口、伤口或溃疡；感觉丧失（感

觉缺乏）；对热刺激敏感，尤其是皮肤薄的人，如老人和幼儿。

4.3.2　全身洗浴

4.3.2.1　标准浴

(1) 热水浴

温度　一般为 39.4～43.3℃，这取决于患者的耐受程度。患者对理想温度的看法差异很大，对一个人来说可能是绝对的热水浴，对另一个人来说却可能是冷水浴。而当温度使人不舒服时，患者不愿在水中停留太久。对于不习惯热水浴的患者，开始时不要超过 15 分钟。

所需物品　为测水温的温度计、浴缸、两条浴巾和浴垫。

效果　主要是温度效应。

清洁　并消毒浴缸，清洗毛巾和浴垫。

操作步骤（图 35）　①询问患者以确保其对全身热水浴无禁忌证。②向患者讲明全身热水浴的用法并征得其同意。③在浴缸前的地板上放好浴垫，在患者头部位置下面放一条毛巾。④开始向浴缸中注水并用温度计测量温度。⑤当浴缸中的水半满时，让患者进入后坐下来，如果需要则给予辅助。⑥停止注水时，让患者试试温度，直到可以耐受的程度。⑦根据患者的耐受程度，让患者在浴缸中浸洗 15 分钟或更长时间。⑧如果浴缸对某位患者来说太小而不能全身浸入，则用一条大毛巾盖在患者胸部和双肩，并不停地向毛巾上倒水。这样，患者在水面以上的皮肤也可以保持温暖和湿润。⑨对于热水浴后感觉筋疲力尽的患者，短暂的冷水淋浴或只是朝身体倒冷水可以使其恢复精力。但是许多患者不喜欢这个步骤，因此可以让患者自己选择。⑩如果患者浴后感觉头晕或头昏，应坐在浴缸中待水排出，这样可以一点点地降低核心体温。患者应待头晕或头昏的感觉消失后，再试着离开浴缸。⑪离开浴缸前递给患者一条毛巾擦干全身。

注意事项　本疗法禁用于以下病症：全身性疾病或慢性疾病，包括心血管病、糖尿病、肝炎、淋巴水肿、多发性硬化症和癫痫病；感觉丧失；过度肥胖；怀孕；热耐受性差；饮酒或服药后；饭后（饭后至少应等待 1 小时）。建议患有甲状腺功能减退的患者不要经常进行热水浴。

(2) 温水浴

温度　为 37.2～38.9℃。患者对于理想温度的看法差异很大。如果温度超出了患者的耐受度，患者就不能在水中停留很长时间。对于不习惯温水浴的患者，开始时不要超过 15 分钟。

所需物品　为测水温的温度计、浴缸、两条浴巾和浴垫。

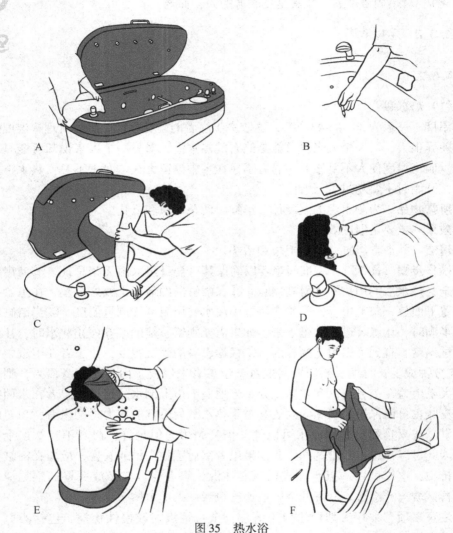

图 35 热水浴

A. 放好浴垫和毛巾。B. 向浴缸中注水并测量温度。C. 患者进入浴缸。

D. 将浴巾盖在患者胸部和肩部。E. 向患者身上倒冷水。F. 浴后递给患者一条毛巾

效果 主要是温度效应。

清洁 清洁并消毒浴缸，清洗毛巾和浴垫。

操作步骤 与热水浴的操作步骤相同，只是使用温水。

注意事项 本疗法禁用于以下情况：癫痫病（患者在洗浴时有癫痫发作的危险）；感觉丧失；过度肥胖；热耐受性差；饮酒或服药后；饭后（饭后至少应等

待 1 小时）。

（3）平温水浴

温度 为 34.4～36.7℃。

所需时间 为 20 分钟或更长时间。

所需物品 为测水温的温度计、浴缸、两条浴巾和浴垫。

效果 主要是温度效应（缺少感觉刺激）。

清洁 清洁并消毒浴缸，清洗毛巾和浴垫。

操作步骤 ①与热水浴的操作步骤相同，只是使用平温水。水浴温度在整个洗浴过程中必须保持相同。②保持环境安静。③让患者轻柔地擦干身体，不要刺激皮肤，然后可以让其躺下休息或接受按摩。

注意事项 本疗法禁用于以下病症：低血压（本疗法可使收缩压降低 20 个点，除非医生开医嘱）；严重的心脏病；湿疹。

（4）短暂冷水浴

温度 一般低于 18.3℃（冷自来水通常为 12.8～18.3℃）。

所需时间 为 30 秒钟至 2 分钟。

所需物品 为测水温的温度计、浴缸、两条浴巾和浴垫。

效果 主要是温度效应。

清洁 清洁并消毒浴缸，清洗毛巾和浴垫。

操作步骤 与热水浴的操作步骤相同，不同的是使用冷水，并将洗浴时间保持在 30 秒钟至 2 分钟。

注意事项 本疗法禁用于以下病症：畏寒者、过度疲劳、肾病和心血管病（血压会在短时间内升高，并且对于有心脏病或动脉硬化的人来说难以承受）。甲状腺功能亢进者禁忌频繁使用冷水浴（甲状腺功能亢进者基础代谢率过高，而短暂的冷水浴会进一步促进代谢）。怕冷的患者禁忌短暂冷水浴。

（5）冷热交替浴

温度 热（40～43.3℃）与冷（18.3℃或更低）交替。

所需时间 约为 15 分钟。

所需物品 为测水温的温度计、两个浴缸（一个注入热水，另一个注入冷水）、两条浴巾和浴垫。

效果 主要是温度效应。

清洁 清洁并消毒浴缸，清洗毛巾和浴垫。

操作步骤 ①询问患者以确保其对热水或冷水全身浴无禁忌证。②向患者讲明冷热交替浴的用法并征得其同意。③每一个浴缸前的地板上放置一个浴垫，患者头部的位置放一条毛巾。④两个浴缸中，一个注入热水，另一个注入冷水，并分别测量温度。⑤让患者进入热水浴缸浸洗 5 分钟，使全身温暖。⑥让患者换入冷水浴缸 30 秒钟至 1 分钟。⑦让患者再回到热水浴缸并浸洗 2 分钟，使皮肤血管最大限度地扩张。⑧让患者回到冷水浴缸 30 秒钟至 1 分钟。⑨重复步骤⑦和⑧。⑩离开浴缸时，递给患者毛巾让其擦干身体。

注意事项 因其结合了热水浴和冷水浴的作用，因此与热水浴和短暂冷水浴的禁忌证相同。

4.3.2.2 加入添加剂的洗浴

要改变或增强常规洗浴的治疗效果，可以考虑将化学制剂中的一种加入到浴水中。这些物质容易找到，价钱便宜，无防腐剂，并且对皮肤、肌肉、关节或神经系统都具有很好的作用（图 36）。以下所述的所有洗浴方法都用温水而不是热水，因为治疗的目的不是使患者感觉到热或是凉，而是使溶解在水中的物质与皮肤相接触。温水会导致皮下血管扩张，从而促进皮肤对化学物质的吸收。温水浴还为患者提供了放松的环境。温水是令人愉悦的，因为不像很热或很冷的水使患者无法在水中停留太长时间，温水可让患者长时间停留，等待皮肤对化学物质的吸收。

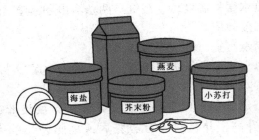

图 36 各种洗浴添加剂及其容器

几千年来，矿泉水浴、泥浴和海水浴都曾被用于治疗肌肉骨骼疾病。天然矿泉水含有多种化学物质，如钾、镁、钙和硫酸盐；泥浴被用于刺激循环、促进代谢以及抗炎；海水中的矿物质，如氯化钠可以刺激血液和淋巴循环并加快毒素的排出。

（1）燕麦浴

燕麦因为具有抗感染作用而适用于各种皮肤炎症。它含有必需脂肪酸和其他化学物质，能够缓和并滋养干痒的皮肤，并且减轻多种发痒达数小时。多种洗浴商品中含有燕麦粉的成分，但是使用生的碾碎的燕麦片更容易加入到浴水中（图37）。

温度 为 36.7 ~ 40℃。

所需时间 为 15 ~ 20 分钟。

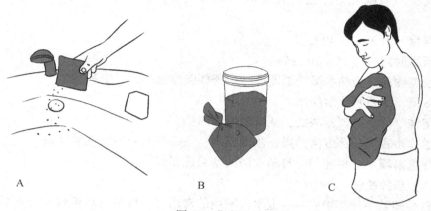

图 37　燕麦浴

A. 向浴水中加入燕麦。B. 装有燕麦的纱布包。C. 拍干皮肤

所需物品　为测水温的温度计、浴巾、浴垫和以下物品中的一种：①一包含燕麦成分的洗浴用品。只要开始注水，就应将燕麦制剂加入到浴水中以确保其完全溶解。②一杯生燕麦片经搅拌机磨细后与三杯冷水混合。③一杯生燕麦片倒入一个纱布包。

效果　主要是化学作用。

清洁　清洁并消毒浴缸，清洗毛巾和浴垫。

操作步骤　除了向浴水中加入燕麦的步骤外，其余步骤均与全身温水浴相同。①询问患者以确保其对全身温水浴无禁忌证。②向患者讲明使用方法并征得其同意。③在浴缸前的地板上放置一个浴垫，在患者头部的位置放一条毛巾。④开始向浴缸中注水，用温度计测量温度，然后加入燕麦制剂。如果用装有燕麦的纱布包，应将其立刻放入浴缸中以便充分浸透。在洗浴过程中，应时常挤捏纱布包以充分发挥其功效。⑤当浴缸中注入一半水时，让患者进入。如果需要，应给予帮助。⑥停止注水时让患者试试温度直到可以耐受。⑦根据患者的耐受程度让患者在浴缸中浸洗 15 分钟或更长时间。

离开浴缸时，递给患者毛巾擦干身体。不要用力擦干，而应轻轻拍干，以使燕麦溶液保留在皮肤上。在此过程中，不要让患者感到冷。

注意事项　禁忌证与全身温水浴的禁忌证相同。

（2）碳酸氢钠浴

碳酸氢钠作为抗酸剂被广泛使用。当患者处于酸中毒状态时其可用于静脉给药，当其用于商品制剂如生物碱-塞尔策（Alka-Seltzer）中时可中和胃酸，溶解于水时可清除接触化学物质后皮肤上的残留毒素。由于碳酸氢钠能够分解毒素、平衡皮肤的酸碱度，并且具有轻微的麻醉性能，因而常被用于缓解各种皮肤炎症。

温度 为 36.7~40℃。

所需时间 为 15~20 分钟。

所需物品 为测水温的温度计、一茶杯碳酸氢钠、浴巾和浴垫。

效果 主要是化学作用。

清洁 清洁并消毒浴缸，清洗毛巾和浴垫。

操作步骤 与燕麦浴的操作步骤相同，只是将燕麦换为碳酸氢钠。

注意事项 禁忌证与全身温水浴的禁忌证相同。

（3）硫酸镁浴

硫酸镁是一种矿物质——七水硫酸镁的常用名，最早是从英国埃普索姆的矿泉水中提取的。此泉水是 17 世纪早期被发现的，它从含有泻盐矿的土壤中冒出。人们发现此矿泉水兼有放松和通便的功效。不久之后开始通过将矿泉水熬浓的方法把硫酸镁调制成结晶体，但自 1850 年开始其变成了合成制品。

自发现以来，水疗师将硫酸镁用于局部和全身浴、身体包裹、敷布和强身治疗中。医生将其作为清除毒素（镁是具有解毒作用的某些酶中的要素）、消肿和使体内废物排出的处方药。由于硫酸镁与其他盐一样会吸收细胞中的水分，因此也被作为某些类中毒的首选泻药，将水吸收进肠内从而缓解便秘，使体内毒素排出，如有脑水肿则可吸收脑部的液体以减轻水肿。由于镁可以减少横纹肌的收缩，因此其肌肉松弛作用被用于预防先兆子痫（孕妇高血压或水肿）的惊厥发作、治疗脊髓损伤的反射亢进及治疗部分支气管痉挛的病例。

温度 为 36.7~40℃。

所需时间 为 15~20 分钟。

所需物品 为测水温的温度计、浴巾和浴垫。成人用 2 杯硫酸镁，儿童用 1 杯硫酸镁。因解毒而洗浴时则使用双倍剂量。

效果 主要是化学作用。

清洁 清洁并消毒浴缸，清洗毛巾和浴垫。硫酸镁对排水管无腐蚀性。

操作步骤 与燕麦浴的操作步骤相同，只是换用硫酸镁。浴后，应采取短暂淋浴或朝患者泼净水的方法将硫酸镁彻底冲洗掉，然后将润肤液或润肤油涂抹在皮肤上。

注意事项 禁忌证与全身温水浴的禁忌证相同。

（4）海盐浴

海盐浴通常都用于强身健体，也有镇静和放松的作用。用于强身洗浴时需 1~3 杯盐，可以每天进行。由于有海盐，浴水可以更好地保持热量。盐浴过去一直用于严重烧伤的患者，作为补充电解质的一种方法。用于烧伤患者时，182 L水中加入 2.27 kg 盐，使盐的浓度与海水相同，而强身洗浴用的盐要少些。

温度 为 36.7~40℃。

所需时间 为 15~20 分钟。

所需物品 为测水温的温度计、1~3 杯海盐、浴巾和浴垫。

效果 主要是化学作用。

清洁 清洁并消毒浴缸，清洗毛巾和浴垫。盐可能对排水管具有腐蚀性，因此浴后应立即用自来水彻底冲洗排水管，以确保无盐水残留。

操作步骤 与燕麦浴的操作步骤相同，只是换用海盐。浴后，应采取短暂淋浴或朝患者泼净水的方法将盐水彻底冲洗掉，然后将润肤液或润肤油涂抹在皮肤上。

注意事项 禁忌证与全身温水浴的禁忌证相同。

(5) 芥末粉浴

芥末粉与水混合时，具有温暖和舒张血管的作用。如 4.1.7 所述，将芥末用在膏药或泥敷剂中时会最大限度地发热。而在洗浴过程中，用较少的量可以轻度发暖，促进排汗，缓解肌肉酸痛和疲劳。芥末粉浴对于失眠是很好的家庭治疗方法。

温度 为 36.7~40℃。

所需时间 为 15~20 分钟。

所需物品 为测水温的温度计、成人用 1/3 茶杯芥末粉、浴巾和浴垫。

效果 主要是化学作用。

清洁 清洁并消毒浴缸，清洗毛巾和浴垫。

操作步骤 与燕麦浴的操作步骤相同，只是换用芥末粉。与燕麦浴相同，可在水龙头下直接将芥末粉加入水中，或先在一个碗中将芥末粉与水混合，搅拌至没有团块时倒入浴水中。浴后，应采取短暂淋浴或朝患者身上泼净水的方法将芥末粉彻底冲洗掉，然后将润肤液或润肤油涂抹在皮肤上。

注意事项 禁忌证与全身温水浴的禁忌证相同。

(6) 解毒浴

每周可以进行 2~3 次使用盐和碳酸氢钠的解毒浴。这种洗浴方式将先前 3 种洗浴的解毒效果相结合：碳酸氢钠中和毒素，硫酸镁吸收细胞中的水分和毒素并提供解毒所需的镁和硫酸盐，海盐也吸收细胞中的水分和毒素，而且温水促使身体适当排汗。患者洗浴后应补充体内水分和电解质。

温度 为 36.7~40℃。

所需时间 为 15~20 分钟。

所需物品　为测水温的温度计，准备放入浴缸中的 1 茶杯海盐、1 茶杯硫酸镁和 1/2 茶杯碳酸氢钠，浴巾以及浴垫。

效果　主要是化学作用。

清洁　清洁并消毒浴缸，清洗毛巾和浴垫。用自来水清洗下水道中的盐。

操作步骤　与燕麦浴的操作步骤相同，只是将燕麦换成碳酸氢钠、硫酸镁和海盐。为确保其充分溶解，一开始放水时就直接将其放在水龙头下。浴后，应采取短暂淋浴或朝患者泼净水的方法将浴水彻底冲洗掉，然后将润肤液或润肤油涂抹在皮肤上。

注意事项　禁忌证与全身温水浴的禁忌证相同。

（7）泰美石活化水水浴疗法

泰美石是一种宝石外层的矿石，呈六角柱体形状，有自体发电的特性，泰美石的阴极和阳极连接会有 0.06mA 微弱电流，1986 年日本的科学家对泰美石进行粉碎后分析，无论将它粉碎成多小，它的结构都不会变化，依然存在阴极和阳极，在加热到 1000℃ 左右的情况下，电极不仅没有减退，还永久地带有电极。因为泰美石具有这种永久带电的特性，所以也称泰美石为极性绝缘体。

在新生儿、婴儿游泳缸中加入泰美石，其所富含的维生素、微量元素和矿物质及激活分子放出的阴离子和 pH 偏弱碱性的活化水，均透过皮肤渗入体内，调节大脑皮质和自主神经功能，对全身起治疗保健作用。

1）泰美石对水的活化作用：泰美石在接触水后瞬间放电，对水进行电流分解，分离的氢离子（H^+）被"–"极吸引，在那里与释放的电子结合产生新型化合物氢气（H_2），其蒸发后水呈碱性。H_2 与（OH^-）离子周边的水分子相结合产生界面活性物质的氢氧基（H_3O_2）。因泰美石的氢氧基离子为反方向存在，所以其能量很不稳定，而在水界面内移动，其中 H—O—H 是朝水里面的方向，O—H 中的 H 是朝水的外面方向排热，氢氧基离子稳定以后具有界面活性物质的作用，把水碱化成最低 pH 7.4 的标准，将水变成具有提高人体免疫力、净化血液、调节自主神经系统功能的活化水。

2）泰美石对人体的保健和疾病治疗作用：泰美石是 1703 年在"世日伦岛"发现的。在欧洲大陆发现宝石之前就有对神秘的泰美石的记载，后来在欧洲广为流传，引人注目。一般矿山里作业的工人会因工作环境恶劣和很多的灰尘而患气管炎和呼吸系统疾病，但在巴西泰美石矿山工作的工人几乎没有患职业病的记录，这一现象引发了科学家关于泰美石对人体保健和治疗疾病作用的研究。目前，日本、韩国已成立了专门研究泰美石的研究所，对泰美石保健作用的机制和应用进行了深入全面的研究。研究结果大致如下所述。

生下来不久的婴儿带有呈碱性（pH 为 7.4）的阴离子，但在饮食生活中吃过多肉食会使人体酸性化，因此随着年龄的增长，人的身体会阳离子化，对人体的健康有害。但是泰美石的阴离子可把人体的酸性转化为碱性，阴离子的作用能使细胞活化，增强人体抵抗力，促进人体的血液循环，对人体的交感神经也有调节作用。

低电流的阴离子对人的皮肤无害，它能使细胞活性化，有解除疲劳，缓解肌肉痛及神经痛的作用，对血液循环障碍、失眠、慢性便秘、内脏疾病、性病、妇科病都有很好的疗效。

随着年龄的增长，皱纹、雀斑等不断增多，而且身体的很多部位也开始疼痛，这说明身体已经酸性化了，要防止阳离子化需改善并补充阴离子，阴离子能提高人体免疫力和促进血液循环及新陈代谢。

3）泰美石发出电磁波促进人体新陈代谢：泰美石发出电磁波吸收人体放射出来的热量，又将热量重新返还给人体，它散发阴离子和远红外线，使人体毛细血管扩张并使人体体温上升，促进人体新陈代谢。

可见泰美石通过它发出的永久性微弱电流的电磁波，产生阴离子和远红外线，活化人体细胞，促进新陈代谢和物理的温热效应作用从而达到保健和治疗疾病的作用。

4）蜂窝陶瓷后的泰美石的量子共振分析仪测定值比原石高333倍：量子共振分析仪（QRS, quantum resonance spectrometer）是测定人体或物质放出微能量的超精密仪器，该仪器能将各种物质对人体的微小影响分析出来。日本的科学家将泰美石烧成陶瓷后，用量子共振分析仪测定了陶瓷泰美石、天然泰美石及几种世界著名矿泉水对人体的影响。结果是泰美石陶瓷的QRS观测值比原石高出333倍，比世界有名的巴黎矿泉水和其他有名的温泉水还高很多。

5）CCSOS（汉字-感觉组合）游泳池让新生宝宝再次享受羊水的温柔呵护：从量子共振分析仪的观测值比较可得出，法国著名的巴黎矿泉水的QRS值为+69 000，泰美石的QRS值为+200 000。泰美石的QRS值为前者的2.9倍。另外，泰美石活化水将水碱化成最低pH为7.4的标准，恰好符合子宫羊水偏碱性（pH为7.2~7.4）的环境，让新生宝宝在游泳中再次享受羊水的温柔呵护。

6）泰美石是一种含维生素和微量元素的天然矿物质：泰美石含维生素B族，可促进生长发育和大脑发育并有益于皮肤；含有硒（Si），可从皮肤内吸收，强化供应营养肝脏、肾脏、肺和胃等器官；含有铁（Fe），能预防缺铁性贫血；含有钙（Ca），能促进骨骼发育；含有镁（Mg），能增强肾脏功能，对神经系统有益。

7）CCSOS婴幼儿水疗法——国内首次应用泰美石于水疗中：国际上已对泰美石的保健和治疗作用进行了大量的研究并将其应用于高血压、胃肠疾病的治疗和保健，我们国内首创将泰美石应用于婴幼儿水疗之中，取得了很好的临床效果。

新生儿、婴幼儿可用詹莉博士 CCSOS 智能颈圈托住婴儿颈部，将婴儿的头部竖立在水面，颈下的全身浸浴在药液中，放入 38～40℃ 的温水，至内径 90cm 或 50cm、高 56cm 的 CCSOS 水疗缸内，水量须达到 80% 左右，再加入 200～500ml 的药液，搅匀。全身浴的优点是洗浴范围大，洗浴时间长，药物吸收面积大，疗效显著，全身有舒适感，很适合于婴幼儿的保健和治疗。全身水疗的缺点是药液用量大，价格较高，浴室设备投资较大，不适合经济条件较差的家庭应用，但已获中国专利号的 CCSOS 水疗设备就解决了全身水疗设施投资较大的缺点，即使普通工薪阶层家庭也可以用上 CCSOS 水疗设备。该设备包括 CCSOS 水疗缸、活化水器泰美石和婴幼儿智能颈圈。

4.4　热汽浴

热汽浴是指患者在一间特制的加热房中进行洗浴，房间中充满干空气时进行桑拿，房间中充满湿空气时进行蒸汽浴，这是一种古老而又普及的水治疗方法。无论进行桑拿还是蒸汽浴，之后患者都会感觉很温暖。它可以减轻患者的关节和肌肉疼痛，使肌肉温暖、放松而柔软，并且使人感到精神放松。干、湿热汽都对失眠有很好的改善作用。接受按摩后，继续进行桑拿或蒸汽浴可以使患者更加放松，温暖的感觉直达体内。

4.4.1　干热气浴：桑拿

桑拿的操作步骤包括进入加热房并停留一段时间以通过干热气吸收热量。桑拿房的温度为 62.8～93.3℃，平均温度约为 71.1℃。室内空气要保持很干燥，湿度为 6%～8%，与蒸汽房中 100% 的湿度相差很大。

桑拿治疗的技术规范及操作规程。

空气温度　为 62.8～93.3℃，湿度为 6%～8%。

所需时间　为在桑拿房中的 10～15 分钟，再加上桑拿后凉水洗浴的几分钟（患者可以进行一轮以上的桑拿）。

所需物品　为气温计、两条浴巾和饮用水。

效果　主要是温度效应。

清洁　清洗用过的毛巾。应按照生产商的使用说明定期为桑拿房进行清洁并消毒。

操作步骤（图38）　①询问患者以确保其对桑拿浴无禁忌证。②向患者讲明桑拿浴的用法并征得其同意。③打开桑拿房开关。使完全冷却的桑拿房变温暖可能需要 15 分钟，而在健身俱乐部或水疗馆，许多桑拿房始终不关闭。④进入桑拿房前让患者洗一个短暂淋浴。⑤患者进入桑拿房前为其准备一杯水。⑥让患者进入桑拿房并停留 10~15 分钟，直到患者开始排汗或感觉很温暖。如果患者开始感觉头昏、头晕、无力、太热，或者心跳太快，应让患者立即离开桑拿房。总之，只要开始感到热度太极端时，就应离开桑拿房。⑦让患者离开桑拿房，进行温水或凉水淋浴。如果需要可以在桑拿房外稍凉快的地方休息一下。淋浴的目的是在桑拿间隙使身体凉爽下来。如果患者不愿进行冷水淋浴或池浴，则用患者能够耐受的最凉的水温。⑧如果患者愿意可以根据患者的耐受程度重复数轮。而 15 分钟的时间对于按摩准备已经足够。⑨如果患者在桑拿后准备接受按摩，那么应着浴衣；如果患者在按摩后进行桑拿，则在最后离开桑拿房时进行一次凉水淋浴并换好外出服装。患者还应再饮一杯水并休息几分钟。

注意事项 ①患者进行桑拿浴时偶尔会出现剧烈瘙痒，这种情况下只需离开桑拿房，瘙痒即可止住。②对患有甲状腺功能减退的患者，不建议频繁进行桑拿浴。③对于因淋巴结切除而存在淋巴水肿风险者，应避免长时间（超过 15 分钟）或太热的桑拿浴。④本疗法禁忌于以下病症：全身或慢性疾病，包括心血管病、糖尿病、肝炎、淋巴水肿、多发性硬化症和癫痫病（与各种全身热治疗的禁忌证相同）。禁忌证还包括感觉丧失、肥胖症、怀孕、饭后（至少等待 1 小时）、不耐受高温、醉酒或服药后（曾发生过饮酒后进行桑拿而死亡的事件，原因通常是醉酒者在桑拿时意识丧失，因脱水而死亡）。

4.4.2 湿热汽浴：局部和全身蒸汽疗法

蒸汽浴和桑拿浴一样受人们欢迎，用于产生蒸汽的水经木头、燃气和电源烧开。在局部和全身疗法中，湿热的气体将身体包裹并对皮肤加热。

4.4.2.1 局部蒸汽浴

虽然局部蒸汽疗法除了治疗呼吸道疾病外现在已很少使用，但在水疗的盛行时期很常见。至今仍然广为使用的一种局部蒸汽浴方法为蒸汽吸入法。

局部蒸汽浴治疗的技术规范及操作规程。

温度 为 60℃，湿度为 100%。

所需时间 患者以俯卧位接受按摩时，时间为 10~15 分钟。

所需物品 为小型蒸汽喷雾器、放置蒸汽喷雾器的矮桌子、一次性面巾纸、两条毛巾（一条铺在小型蒸汽喷雾器下面的桌子上，一条铺在面部支架上）及放废弃面巾纸的纸篓。

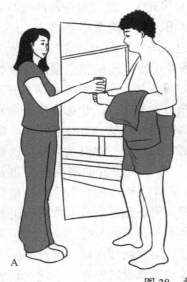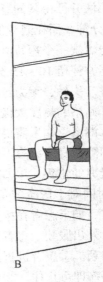

图 38　桑拿房

A. 患者进入桑拿房时，治疗师为其提供饮用水。B. 患者坐在桑拿房中

效果　主要是温度效应。

清洁　让患者将使用过的面巾纸放入纸篓。按照生产商的使用说明定期将蒸汽喷雾器清洁并消毒。清洗用过的毛巾。

操作步骤（图39）　①询问患者以确保其对蒸汽喷雾器的使用无禁忌证。②向患者讲明蒸汽喷雾器的用法并征得其同意。③在面部支架下方的位置放一张矮桌子，上面铺一条毛巾。④将小型蒸汽喷雾器放在面部支架下方的桌子上。⑤将毛巾铺在面部支架上。⑥让患者俯卧于按摩床上，面部位于支架内。⑦递给患者一次性面巾纸。放置好纸篓。⑧打开蒸汽喷雾器开关。

治疗结束时，让患者坐起来用毛巾擦干面部。

注意事项　①一些气喘者吸入湿热气体时可能感觉不适。②本疗法禁用于充血性心力衰竭患者。

4.4.2.2　全身蒸汽浴

蒸汽房的温度是 40.6～54.4℃，湿度为 100%。这是与桑拿浴的实质性区别，桑拿浴房的温度要高得多（62.8～93.3℃），而湿度仅为 6%～8%，蒸汽浴房的温度则较低。由于蒸汽浴者的皮肤已经很湿润，因而不会通过排汗而达到凉爽的效果，并且如果空气与桑拿房中一样热，则更加难以耐受。

蒸汽浴是缓解多种肌肉骨骼疼痛的极佳方法。

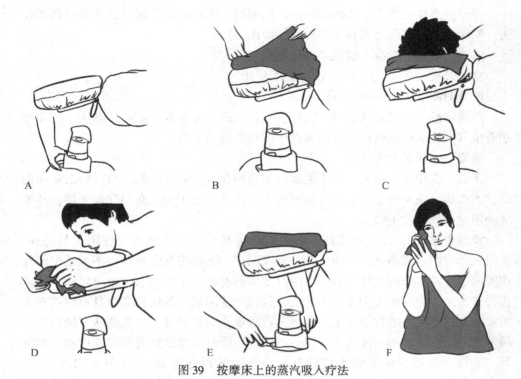

图 39　按摩床上的蒸汽吸入疗法

A. 将小型蒸汽喷雾器放在面部支架下方的桌子上。B. 将毛巾铺在面部支架上。C. 让患者俯卧于按摩床上，
　　面部位于支架内。D. 递给患者一次性面巾纸。E. 打开蒸汽喷雾器开关。F. 患者用毛巾擦干面部

在某些情况下，蒸汽浴更受欢迎。一个原因是蒸汽浴与桑拿浴相比能使体核温度升高得更快（由于其不可能通过排汗达到使身体降温的作用），因此当治疗时间有限时，可以采用蒸汽浴。另一个选择蒸汽浴而非桑拿浴的原因是湿热比干热的感觉更舒适。当使用草药水代替清水以透过皮肤吸收时，也会选择蒸汽疗法。最后一点，有些患者喜欢蒸汽浴的感觉胜过桑拿浴。

蒸汽浴罩　罩在仰卧的患者上面，为除头部以外的全身实施蒸汽浴（图40）。而防水型纤维浴罩沿着木制框架撑开。在蒸汽浴实施过程中，患者仰卧在按摩床上，蒸汽浴罩被置于患者身体之上，从头至脚罩住身体，头伸出浴罩之外。在按摩床的床角位置，一罐烧开的水生成蒸汽，在两分钟之内升入并充满整个浴罩。（也可以用草药水。）患者可以不穿或只穿部分衣服。为了使加热更快或延长热量保持时间，可以在浴罩上盖一条保温毯。浴罩内的气体温度可以高达54.4℃。如果延长身体接触湿热气体的时间，使患者的体核温度升至37℃以上，也与各种全身热疗具有相同效果。

由于直接在按摩床上实施蒸汽浴，用蒸汽浴罩也许是最简单的全身蒸汽浴疗法，原因是在按摩前后患者不必离开按摩床。

蒸汽浴罩治疗的技术规范及操作规程。

空气温度 为 43.3～54.4℃，湿度为 100%。

所需时间 为 15～20 分钟。

所需物品 为气温计、蒸汽浴罩、制蒸汽的水罐和水、铺在按摩床上的床单和毛巾及蒸汽浴结束时用于清洗和擦干的另外两条毛巾。

效果 主要是温度效应。

清洁 应用生产商推荐的天然清洁剂喷洒在蒸汽浴罩内侧，然后将浴罩立起来，下面垫一条干净毛巾，让其自然晾干。在下次使用前，必须完全干燥。还要清洗用过的床单和毛巾。

操作步骤（图40） ①询问患者以确保其对浴罩蒸汽浴的使用无禁忌证。②向患者讲明浴罩蒸汽浴的用法并征得其同意。③将按摩床单和一条大毛巾铺在按摩床上，并将面部支架放好。向蒸汽发生器的储水罐中加水。也可以用草药水代替清水。④患者躺在按摩床上之前为其提供饮用水。⑤让患者全身赤裸或穿着浴衣躺在铺着毛巾的按摩床上。⑥将蒸汽浴罩罩在患者身上，头部从有缺口的一端伸出。⑦在颈部围一条毛巾以免蒸汽跑掉，同时也确保患者的皮肤接触不到浴罩。⑧打开蒸汽发生器储水罐的开关。⑨让患者进行 10～20 分钟的蒸汽浴。⑩当患者开始出汗时，在其额头上敷一条冷毛巾。⑪取走浴罩，并用温湿毛巾快速擦洗患者身体，然后用干毛巾擦干。动作要迅速以免患者着凉。⑫患者身体下面的大毛巾会变湿，应拿走。让患者翻滚到按摩床的一边，这样就可以轻松地卷起整条毛巾取走了。或者让患者站起来取走毛巾，再让其躺到按摩床上。⑬用一条干被单盖在患者身上。⑭向患者提供饮用水。

注意事项 ①患有甲状腺功能减退症的患者，建议不要频繁进行蒸汽浴。②对于因淋巴结切除而存在淋巴水肿风险者，应避免长时间（超过 15 分钟）或太热的蒸汽浴。③本疗法禁用于以下病症：全身或慢性疾病，包括心血管疾病、糖尿病（长时间蒸汽浴）、肝炎、淋巴水肿、多发性硬化症和癫痫病（这些禁忌证与各种全身热治疗的禁忌证相同）。禁忌证还包括感觉丧失、严重的肥胖症、怀孕、饭后（至少等待 1 小时）、不耐受高温及饮酒或服药后。

（2）蒸汽柜

蒸气柜是一个带门的小箱子，里面有一个患者的座位、一个伸出头部的出口和一个进入蒸汽的入口（图41）。蒸汽柜的侧壁要保持蒸汽不外跑，因此它将患者头部以外的整个身体包围住。

蒸汽柜治疗的技术规范及操作规程。

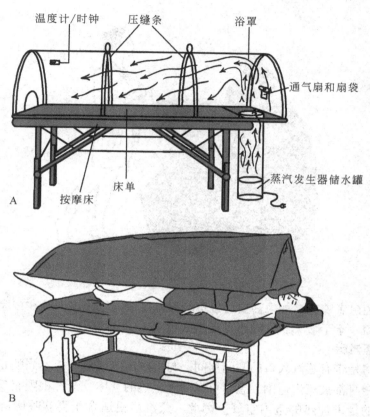

温度计/时钟　压缝条　浴罩

通气扇和扇袋

蒸汽发生器储水罐

按摩床　床单

A

B

图 40　蒸汽浴罩
A. 蒸汽浴罩的内部观。B. 患者在接受治疗

空气温度　为 43. 3 ~ 54. 4℃，湿度为 100% 。

所需时间　为 10 ~ 20 分钟。

所需物品　为蒸汽柜。

操作步骤　①询问患者以确保其对蒸汽柜无禁忌证。②向患者讲明蒸汽柜的用法并征得其同意。③向蒸汽发生器的储水罐中加水。如果愿意，也可以用草药水代替清水，或者向水中加入精油。④在座位上铺一条毛巾，在座位的前侧铺一条毛巾，以免蒸汽烫伤大腿后侧，在患者脚下的地板上铺一条毛巾。⑤患者进入蒸汽柜前，为其提供饮用水。⑥让患者全身赤裸或者穿少量衣服坐在蒸汽柜中的座位上。如果需要给予帮助。⑦在患者颈部围一条毛巾以免蒸汽跑掉，同时也确保患者的皮肤接触不到蒸汽柜的侧壁和门。⑧让患者在蒸汽柜中停留 10 ~ 20 分钟。⑨当患者开始出汗时，在其额头上敷一条冷毛巾。⑩10 ~ 20 分钟后，帮助患者离开蒸汽柜。用一条温湿毛巾擦洗患者身体，然后用干毛巾擦干皮肤。动作

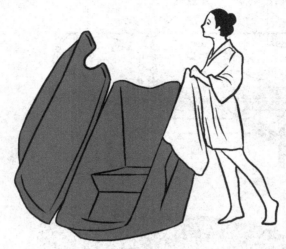

图41　蒸汽柜

要迅速以免患者着凉。如果需要可以进行温水淋浴。⑪让患者躺在按摩床上，在患者身上盖一条干被单。⑫向患者提供饮用水。⑬开始按摩。

（3）蒸汽房

蒸汽房是带有蒸汽入口的密闭房间。与蒸汽浴罩或蒸汽柜不同的是，在蒸汽房内患者全身都被蒸汽包围，患者可以呼吸湿热的气体，蒸汽柜则相反，患者在里面呼吸的是未加热的室内空气。因此，蒸汽房更适合于喜欢呼吸湿热空气的人。在蒸汽房浴中，有时会加入薄荷或精油以帮助患者缓解呼吸问题，如普通感冒或支气管炎（图42）。

空气温度　为40.6～54.4℃，湿度为100%。

所需时间　为10～20分钟，一般取决于患者的耐受程度。

所需物品　为气温计、浴巾、蒸汽房及饮用水。

效果　主要是温度效应。

清洁　必须按照生产商的使用说明定期清洗。公共蒸汽浴房通常采用生产商推荐的清洁剂清洗，每天使用结束后要消毒。也要清洗用过的毛巾等织物。

操作步骤（图42）　①询问患者以确保其对蒸汽房浴无禁忌证。②向患者讲明蒸汽房浴的用法并征得其同意。③打开蒸汽发生器的开关。④让患者进行短时间的温水淋浴。⑤即将进入蒸汽房时为患者提供饮用水。⑥让患者进入蒸汽房并停留10～20分钟或者能耐受的时间。⑦让患者离开蒸汽房并进行凉水或冷水淋浴，以使身体降温并感觉精力充沛。⑧如果患者愿意，可以重复进行蒸汽浴至淋浴的过程。⑨为患者提供饮用水。⑩治疗后让患者休息。

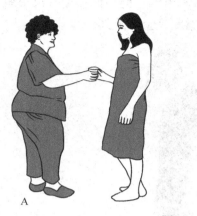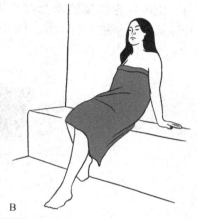

图42　蒸汽浴

A. 在进入蒸汽房前治疗师为患者提供饮用水。B. 患者坐在蒸汽房中

注意事项　①有哮喘病者呼吸湿热空气可能会感觉不适。②对患有甲状腺功能减退的患者，建议不要进行频繁的蒸汽浴。③对于因淋巴结切除而存在淋巴水肿风险者，应避免长时间（超过15分钟）或太热的蒸汽浴。④本疗法禁用于以下病症：全身或慢性疾病，包括心血管病、糖尿病、肝炎、淋巴水肿、多发性硬化症和癫痫病（与各种全身热治疗的禁忌证相同）。禁忌证还包括感觉丧失、严重性肥胖症、怀孕、饭后（至少等待1小时）、不耐受高温及饮酒或服药后。

4.5　淋浴

淋浴是指水流由喷头涌出冲向身体的一个或多个部位，是一种既常见又广受欢迎的水疗方法。淋浴疗法可以使用一个或多个喷头冲向全身，也可以只以一注水流冲向身体的某特定部位。淋浴可用于清洁和刺激皮肤与皮下组织，也可用于各种热的、温暖的、冷的或冷热交替的治疗。

虽然各种淋浴都对身体具有机械性作用和温度效应，但实施方式的不同可产生不同效果。这取决于被治疗身体部位的多少、水有多热或多冷、喷水冲击身体的力度大小及淋浴持续的时间。举例来说，一次短时间的冰冷高压全身淋浴与一次长时间的温暖中压淋浴的效果大不相同，足部热水淋浴与头部冷水淋浴的效果亦大不相同。多喷头可加强各种淋浴的效果，因为不仅有更多的水来传递高温或低温，而且附加的压力可以更大程度地刺激皮肤。

淋浴时，水流的机械性刺激冲击着对压力敏感的感受器，从而达到镇静和止痛的双重效果。许多人发现这种感觉使人愉悦和放松。淋浴的温度效应与其他洗浴方法相同，使用特定温度的水会对身体产生特定的局部作用和反射效果。但是，由于身体部位不是被水包围着，因此温度效应的强度不大。

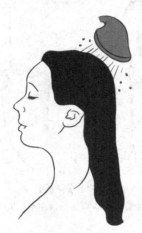

图 43　头部淋浴

4.5.1　局部淋浴

局部淋浴的使用与其他局部冷水或热水治疗方法非常相似。举例来说，长时间膝盖部位的极冷水淋浴与冰包裹对膝盖的降温作用相同，腿部冷热交替淋浴与冷热交替盆浴及冷热交替敷裹的作用相近。

局部淋浴的水压对皮肤的刺激程度有一定影响。细小水柱的喷浴不可能产生强烈的效果，而高压喷浴对于过敏部位可能又力度太大了。淋浴的压力不应使人疼痛，而且必须调节到不会产生不适感觉的程度。

（1）头部淋浴

头皮的淋浴（图 43）可用于降低头皮组织的紧张度并增加头皮的血流量。可以坐在浴缸里、站在淋浴器下进行，或将患者的头部置于水池上方进行。

头部淋浴治疗的技术规范及操作规程。

水温　①热水头部淋浴：38.9～43.3℃。②短暂的冷水头部淋浴：12.8～21.1℃。③长时间冷水头部淋浴：12.8～21.1℃。④冷热交替头部淋浴：43.3℃与12.8℃交替。

所需时间　①热水头部淋浴：2分钟。②短暂的冷水头部淋浴：30秒钟至2分钟。③长时间冷水头部淋浴：5～10分钟。④冷热交替头部淋浴：共10分钟，2分钟热水淋浴加30秒钟的冷水淋浴，共4轮。

所需物品　为水温计、手握式淋浴器、毛巾、浴垫和浴缸或淋浴分隔间。

效果　为温度和机械作用。

清洁　清洁并消毒瓷砖区域和浴缸或水池，清洗用过的毛巾和浴垫。

操作步骤　①询问患者以确保其对头部淋浴无禁忌证。②向患者讲明头部淋浴的用法并征得其同意。③在浴缸或淋浴器的前面放置一个浴垫。④让患者脱掉衣物，如果需要可以穿一件浴衣或在身上围一条浴巾。⑤打开淋浴器的水源开关，用水温计测量水温，然后按需要调节水流以达到理想温度。⑥按所需时间向患者头部冲水。如果患者喜欢自己做，可以为其示范如何向头部冲水并让其自己完成。⑦关掉水源。⑧让患者尽快擦干并穿好衣服以免着凉。

（2）胸部淋浴

胸部淋浴可用于使胸部肌肉温暖或凉爽，改变局部血流，并刺激胸部肌肉表面的皮肤。热水淋浴使肌肉放松从而易于呼吸，而冷水淋浴则刺激更深层的呼吸。一项研究证实，不仅冰冷水的胸部淋浴会使淋浴者呼吸加快，而且心脏和血管的交感神经系统反射也会导致血压的上升和心率的加快（图44）。

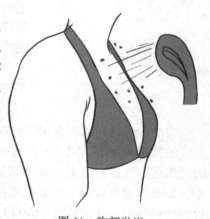

图44　胸部淋浴

胸部淋浴治疗的技术规范及操作规程。

水温　①热水胸部淋浴：38.9~46.1℃。②短暂的冷水胸部淋浴：12.8~21.1℃。③长时间冷水胸部淋浴：12.8~21.1℃。④冷热交替头部淋浴：43.3℃与12.8℃交替。

所需时间　①热水胸部淋浴：5~10分钟。②短暂的冷水胸部淋浴：10~30秒钟。③长时间冷水胸部淋浴：5~10分钟。④冷热交替胸部淋浴：共10分钟，2分钟热水淋浴加30秒钟的冷水淋浴，共3轮。

所需物品　为水温计、手握式淋浴器、毛巾、浴垫和浴缸或淋浴分隔间。

效果　为温度和机械效应。

清洁　清洁并消毒瓷砖区域和浴缸或水池，清洗用过的毛巾和浴垫。

操作步骤　①询问患者以确保其对胸部淋浴无禁忌证。②向患者讲明胸部淋浴的用法并征得其同意。③在浴缸或淋浴器前放置一个浴垫。④让患者脱掉衣物，如果需要可以穿一件浴衣或在身上围一条浴巾。⑤打开淋浴器的水源开关，用水温计测量水温，然后按需要调节水流以达到理想温度。⑥按所需时间向患者胸部冲水。如果患者喜欢自己做，可以为其示范如何向胸部冲水并让其自己完成。胸部的侧面也应冲洗到。⑦关掉水源。⑧让患者尽快擦干并穿好衣服以免着凉。

（3）腹部淋浴

腹部淋浴可用于使腹部肌肉温暖或凉爽，改变局部血流，并刺激腹部肌肉表面的皮肤。热水淋浴放松腹部肌肉，而冷水淋浴则刺激腹部肌肉（图45）。

腹部淋浴治疗的技术规范及操作规程。

水温 ①热水腹部淋浴：38.9～46.1℃。②短暂的冷水腹部淋浴：12.8～21.1℃。③冷热交替腹部淋浴：43.3℃与12.8℃交替。

所需时间 ①热水腹部淋浴：5～10分钟。②短暂的冷水腹部淋浴：10～30秒钟。③冷热交替腹部淋浴：共10分钟，2分钟热水淋浴加30秒钟的冷水淋浴，共4轮。

所需物品 为水温计、手握式淋浴器、毛巾、浴垫和浴缸或淋浴分隔间。

效果 为温度和机械效应。

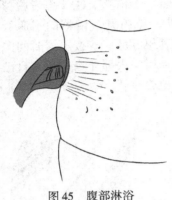

图45 腹部淋浴

清洁 清洁并消毒瓷砖区域和浴缸或水池，清洗用过的毛巾和浴垫。

操作步骤 ①询问患者以确保其对腹部淋浴无禁忌证。②向患者讲明腹部淋浴的用法并征得其同意。③在浴缸或淋浴器前放置一个浴垫。④让患者脱掉衣物，如果需要可以穿一件浴衣或在身上围一条浴巾。可以将一件衬衣披在身上，以保持肩部和上背部温暖。⑤打开淋浴器的水源开关，用水温计测量水温，然后按需要调节水流以达到理想温度。⑥按所需时间向患者腹部冲水。如果患者喜欢自己做，可以为其示范如何向腹部冲水并让其自己完成。⑦关掉水源。⑧让患者尽快擦干并穿好衣服以免着凉。

（4）臂部淋浴

臂部淋浴可用于使臂部肌肉温暖或凉爽，改变局部血流，并刺激肌肉表面的皮肤。热水淋浴放松臂部肌肉并使此部位肌肉的局部血流增加，而冷水淋浴则会刺激这些肌肉（图46）。

臂部淋浴治疗的技术规范及操作规程。

水温 ①热水臂部淋浴：38.9～46.1℃。②短暂的冷水臂部淋浴：12.8～21.1℃。③长时间冷水臂部淋浴：12.8～21.1℃。④冷热交替臂部淋浴：43.3℃与12.8℃交替。

所需时间 ①热水臂部淋浴：5～10分钟。②短暂的冷水臂部淋浴：10～30秒钟。③长时间冷水臂部淋浴：5～10分钟。④冷热交替臂部淋浴：共10分钟，2分钟热水淋浴加30秒钟的冷水淋浴，共4轮。

所需物品 为水温计、手握式淋浴器、毛巾、浴垫和浴缸或淋浴分隔间。

效果 为温度和机械效应。

清洁 清洁并消毒瓷砖区域或浴缸，清洗用过的毛巾和浴垫。

操作步骤 ①询问患者以确保其对臂部淋浴无禁忌证。②向患者讲明臂部淋浴的用法并征得其同意。③在浴缸或淋浴器前放置一个浴垫。④让患者脱掉衣物，如果需要可以穿一件泳衣或在身上围一条浴巾。⑤打开淋浴器的水源开关，用水温计测量水温，然后按需要调节水流以达到理想温度。⑥按所需时间向患者臂部冲水。如果患者喜欢自己做，可以为其示范如何向臂部冲水并让其自己完成。同时也应向双手冲水。⑦关掉水源。⑧让患者尽快擦干并穿好衣服以免着凉。

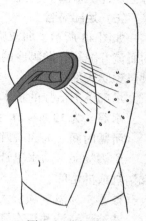

图46 臂部淋浴

（5）腿部淋浴

腿部淋浴可用于使腿部肌肉温暖或凉爽，改变局部血流，并刺激肌肉表面的皮肤。热水淋浴放松肌肉并扩张血管，而冷水则会刺激肌肉（图47）。

腿部淋浴治疗的技术规范及操作规程。

水温 ①热水腿部淋浴：38.9 ~ 46.1℃。②短暂的冷水腿部淋浴：12.8 ~ 21.1℃。③长时间冷水腿部淋浴：12.8 ~ 21.1℃。④冷热交替腿部淋浴：43.3℃与12.8℃交替。

所需时间 ①热水腿部淋浴：5 ~ 10 分钟。②短暂的冷水腿部淋浴：10 ~ 30 秒钟。③长时间冷水腿部淋浴：5 ~ 10 分钟。④冷热交替腿部淋浴：共 10 分钟，2 分钟热水淋浴加 30 秒钟的冷水淋浴，共 4 轮。

所需物品 为水温计、手握式淋浴器、毛巾、浴垫和浴缸或淋浴分隔间。

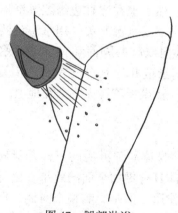

图47 腿部淋浴

效果 为温度和机械效应。

清洁 清洁并消毒瓷砖区域或浴缸，清洗用过的毛巾和浴垫。

操作步骤 ①询问患者以确保其对腿部淋浴无禁忌证。②向患者讲明腿部淋浴的用法并征得其同意。③在浴缸或淋浴器前放置一个浴垫。④让患者脱掉衣物，如果需要可以穿一件浴衣或在身上围一条浴巾。⑤打开淋浴器的水源开关，用水温计测量水温，然后按需要调节水流以达到理想温度。⑥按所需时间冲洗患者的一条腿或双腿。如果患者喜欢自己做，可以为其示范并让其自己完成。淋浴时也要冲洗双脚。⑦关掉水源。⑧让患者尽快擦干并穿好衣服以免着凉。

(6) 足部淋浴

如图 48 所示，向双脚冲水是轻而易举的。定期进行冷水淋浴可以刺激双脚的血流并减轻长期脚冷的症状。任何全身热水淋浴结束时也都可以用冷水冲洗双脚以预防头部充血。

足部淋浴治疗的技术规范及操作规程。

水温 为 12.8 ~ 21.1℃。

所需时间 为 30 秒钟至 2 分钟。

所需物品 为水温计、手握式淋浴器、毛巾、浴垫和浴缸或淋浴间。

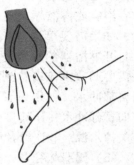

效果 为温度和机械效应。

清洁 清洁并消毒瓷砖区域或浴缸，清洗用过的毛巾和浴垫。

操作步骤 ①询问患者以确保其对足部淋浴无禁忌

图 48 足部淋浴

证。②向患者讲明足部淋浴的用法并征得其同意。③在浴缸或淋浴器前放置一个浴垫。④让患者脱掉鞋袜，然后坐在浴缸边缘或淋浴器下，或者坐在瓷砖区域的凳子或椅子上。⑤打开淋浴器的水源开关，用水温计测量水温，然后按需要调节水流以达到理想温度。⑥向双脚的脚面和脚掌冲冷水30 秒钟至 2 分钟。如果患者喜欢自己做，可以为其示范并让其自己完成。⑦关掉水源。让患者尽快擦干双脚并穿好鞋袜以免着凉。让患者不要光脚站在地上。

4.5.2 全身淋浴

全身淋浴（图 49）是另一种实用的水疗方法。身体局部淋浴的目标是身体的某个特定部位，而全身淋浴则不同，它对整个身体具有更加全面的效果。全身淋浴并非只对身体的某个部位产生温度或机械刺激作用，而是影响整个身体，但是效果不如针对某个部位的淋浴效果好。各种淋浴都能够产生与全身浸浴一样的多种相同的水疗效果，尤其适用于某些身体问题。举例来说，对于有身体残疾、肥胖症或移动困难者，普遍感觉进出淋浴间比进出浴缸要容易得多。另外，由于无需在浴缸注水时等待，因此全身淋浴花费的时间较少。

全身淋浴也可给人以水冲击皮肤的感觉，使许多人感到放松和镇静。对于病情严重的患者，要严格控制水温和淋浴时间。对于不能耐受冷水者，可采取热水与温水交替的淋浴方式。如果出现患者站立不稳的情况，则为其提供淋浴间的座椅。医生给予患者淋浴治疗的目的是使其身体更加强壮，恢复更加快速。

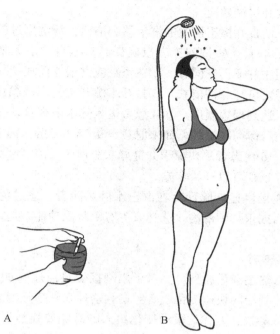

图49 全身淋浴
A. 用水温计测水温。B. 患者正在
进行全身淋浴

（1）热水淋浴

全身热水淋浴可用来升高体核温度，这取决于水有多热及淋浴持续多长时间。只要当患者感觉身体不温暖的时候，热水淋浴都是有效的，尤其当患者来到诊所时感觉寒冷或者即将接受冷治疗的时候。一项对热水淋浴和热水盆浴的比较研究发现，当淋浴水温高于盆浴水温1.1℃时，才会使体核温度上升的幅度相等，这是因为在浴缸中患者的身体完全被水包围，并且热量会更大程度地传至皮肤。因此，普通人的淋浴要比盆浴的水温热些。由于盆浴时皮肤被水包围，因此其温度略高于淋浴时的皮肤温度。淋浴时患者的心率和血压比盆浴时略高，因为只是站立也会消耗一些能量，且到达皮肤的血流量也会增加。在热水的作用下，肌肉的紧张度降低，结缔组织也变得更加有弹性。

热水淋浴治疗的技术规范及操作规程。

水温 为38.9～43.3℃。

所需时间 为5～10分钟。

所需物品 为带有扶手杆的淋浴分隔间、水温计、浴巾和浴垫，如需额外刺激可准备刷子或丝瓜络手套。

效果 为温度和机械效应。

清洁 清洁、消毒并擦干用过的淋浴器和浴椅，清洗用过的毛巾和浴垫。

操作步骤（图49） ①询问患者以确保其对全身淋浴无禁忌证。②向患者讲明全身淋浴的用法并征得其同意。③在浴缸或淋浴器前放置一个浴垫。④让患者脱掉衣物，如需要可穿一件浴衣。⑤打开水源开关，用水温计测量水温，然后按需要调节水流以达到理想温度。⑥让患者进入热水淋浴室。⑦让患者在水中停留至少5分钟，使身体彻底温暖。如果愿意，从38.9℃的水温开始，然后逐渐将水温升至43.3℃。⑧让患者尽快擦干并穿好衣服以免着凉。⑨患者现在可以躺下休息，如有按摩计划则可以开始实施。

注意事项 ①因淋巴切除而存在淋巴水肿风险者，应避免长时间（15分钟以上）的热水淋浴或很热的淋浴。②建议患有甲状腺功能减退症的患者不要频繁进行热水淋浴。

（2）温度递变淋浴

使用的水流由热逐渐过渡到冷，对于刚刚接受热治疗（如热水盆浴或桑拿）却不太能耐受从热到冷的快速变化或者不喜欢这种强烈感觉的患者来说是非常好的（水温从热到冷的快速变化比缓慢变化给人的感觉要强烈得多）。不要让患者从热治疗直接过渡到26.7~29.4℃的淋浴，而应使水温逐渐由热到凉。开始淋浴时让患者使用38.9℃的水，然后将水温调高（至患者能耐受的程度，但要低于43.3℃），保持2分钟，然后逐渐调低水温。如果患者以38.9℃的水开始淋浴，冲洗2分钟后，将水温调高至41.1℃并保持2分钟，然后将水温降低至38.9℃并保持1分钟，再降低至36.7℃并保持1分钟，以此类推，逐渐降低至26.7~29.4℃。

温度递变淋浴治疗的技术规范及操作规程。

水温 从38.9℃开始，以26.7~29.4℃结束。

所需时间 为10分钟。

所需物品 为带有扶手杆的淋浴分隔间、水温计、浴巾和浴垫，如需额外刺激可准备刷子或丝瓜络手套。

效果 为温度和机械效应。

清洁 清洁、消毒并擦干用过的淋浴器和浴椅，清洗用过的毛巾和浴垫。

操作步骤 ①询问患者以确保其对温水递变淋浴无禁忌证。②向患者讲明温水递变淋浴的用法并征得其同意。③在浴缸或淋浴器前放置一个浴垫。④让患者脱掉衣物，或者根据患者需要穿一件浴衣。⑤打开淋浴器水源开关，用水温计测量水温，然后按需要调节水流以达到38.9℃。⑥让患者进入热水中淋浴。⑦将水温调至能耐受的最高温度，但不要高于43.3℃。⑧2分钟后，将水温降低2.2℃。⑨1分钟后，将水温降低2.2℃。⑩按同样方法降低水温，直至降为26.7~29.4℃。

⑪让患者尽快擦干并穿好衣服以免着凉。⑫患者现在可以躺下休息，如有按摩计划则可以开始实施。

（3）平温水淋浴

3~5分钟的平温水淋浴可产生与40~60分钟的平温水盆浴相同的镇静作用，并且因所需时间较短而可能更受欢迎。一项研究揭示了正常人在淋浴时对水温和水温变化的敏感度。虽然平温水淋浴的温度不会产生任何不适，但患者一般更喜欢较热的水，并且当淋浴水被调得比平温水热时，可以提高患者皮肤自身的温暖程度和淋浴舒适度。患者必须从平温水淋浴开始时就保持温暖；如果由于某些原因患者并非全身温暖却要进行平温水淋浴时，可以先进行热水足浴。如果延长平温水淋浴的时间，可以使高血压患者的收缩压降低20点。

平温水淋浴治疗的技术规范及操作规程。

水温　为33.3~36.1℃。

所需时间　为5~10分钟。

所需物品　为带有扶手杆的淋浴分隔间、水温计、浴巾和浴垫，如需额外刺激可准备刷子或丝瓜络手套。

效果　为温度和机械效应。

清洁　清洁、消毒并擦干用过的淋浴器和浴椅，清洗用过的毛巾和浴垫。

操作步骤　①询问患者以确保其对平温水淋浴无禁忌证。②向患者讲明平温水淋浴的用法并征得其同意。③在浴缸或淋浴器前放置一个浴垫。④让患者脱掉衣物，或者根据患者需要穿一件浴衣。⑤打开淋浴器水源开关，用水温计测量水温，然后按需要调节水流以达到理想温度。⑥让患者进入平温水中淋浴。⑦让患者在水中淋浴5~10分钟。⑧让患者迅速擦干并穿好衣服以免着凉。⑨患者现在可以躺下休息。

（4）冷水淋浴

短暂的冷水淋浴与短暂的冷水盆浴一样，也许是所有水疗方法中最具有挑战性也最有效的方法。冷水淋浴历来是水疗师为身体虚弱或患病者采用的强身健体最重要的手段之一。冷水淋浴的冲击形成了一个"完美的神经刺激旋风"，并且对全身所有的代谢活动，尤其是对淋巴液的流动具有刺激作用。

现在我们可以采用冷水淋浴使身体过热的患者凉爽下来，刺激并强健其肌肉和皮肤，同时冷水淋浴也可作为一种强身方法。除非患者身体很热，否则要耐受冷水淋浴需要多次训练才能做到。而几乎所有患者都认为短暂的冷水淋浴会产生精力充沛和温暖身体的效果。

不要为寒冷者实施冷水淋浴，否则会导致全身的不良反应：不但不会使人精力充沛，还会使人更加寒冷。如果担心核心体温下降，可以先给予短暂的热水足浴。医生没有提出建议时，不要进行超过1分钟的冷水淋浴。

冷水淋浴治疗的技术规范及操作规程。

水温 为12.8～18.3℃，最好调至患者能耐受的冷水温度，但不要高于18.3℃。

所需时间 为1分钟。淋浴时间过长会使患者的核心体温降得太低。

所需物品 为带有扶手杆的淋浴分隔间、水温计、浴巾和浴垫，如需额外刺激可准备刷子或丝瓜络手套。

效果 为温度和机械效应。

清洁 清洁、消毒并擦干用过的淋浴器和浴椅，清洗用过的毛巾和浴垫。

操作步骤 ①询问患者以确保其对冷水淋浴无禁忌证。②向患者讲明冷水淋浴的用法并征得其同意。③在浴缸或淋浴器前放置一个浴垫。④让患者脱掉衣物，如需要可穿一件浴衣。⑤打开水源开关，用水温计测量水温，然后按需要调节水流以达到理想温度。⑥让患者进入冷水中淋浴。⑦让患者在水中淋浴至少1分钟。⑧让患者迅速擦干并穿好衣服以免着凉。⑨患者现在可以躺下休息，如有按摩计划则可以开始实施。

注意事项 甲状腺功能亢进者不要频繁进行冷水淋浴。

（5）冷热交替淋浴

冷热交替淋浴是一系列热水淋浴与冷水淋浴的交替进行，热水淋浴比冷水淋浴持续的时间更长。患者在进行冷热交替淋浴的过程中会体验身体循环的大幅度变化，因为身体在热水淋浴阶段受到刺激而释放热量，而在冷水淋浴阶段受到刺激而储存热量。患者通常反映进行冷热交替淋浴后很长一段时间会感觉精力充沛、头脑清醒和身体温暖。运动员常常采用冷热交替淋浴方法来预防运动后肌肉酸痛或加速非常剧烈运动后体力的恢复。对于偏头痛的患者，如果在发现症状时就开始进行冷热交替淋浴，则可以成功终止头痛。

虽然冷热交替淋浴不如冷热交替盆浴的刺激程度强烈，但是只有那些身体最强壮的患者才能耐受温度极热与极冷水的交替。愿意尝试冷热交替淋浴但尚不适应这种强烈的循环系统变化的患者，最好先尝试温水与凉水的交替淋浴。

冷热交替淋浴治疗的技术规范及操作规程。

水温 热（38.9～43.3℃）与冷（18.3℃或更低）交替。

所需时间 为10分钟。

所需物品 为带有扶手杆的淋浴分隔间、水温计、浴巾和浴垫，如需额外刺激可准备刷子或丝瓜络手套。

效果 为温度和机械效应。

清洁 清洁、消毒并擦干用过的淋浴器和浴椅，清洗用过的毛巾和浴垫。

操作步骤 ①询问患者以确保其对冷热交替淋浴无禁忌证。②向患者讲明冷热交替淋浴的用法并征得其同意。③在浴缸或淋浴器前放置一个浴垫。④让患者脱掉衣物，如需要可穿一件浴衣。⑤打开水源开关，用水温计测量水温，然后按需要调节水流以达到理想温度。⑥让患者进入热水中持续淋浴2~5分钟，直至完全被温暖。⑦将水温调成冷水，淋浴30秒钟至1分钟。⑧调回热水淋浴2分钟。⑨调成冷水淋浴30秒钟至1分钟。⑩调回热水淋浴2分钟。⑪调成冷水淋浴30秒钟至1分钟。⑫让患者迅速擦干并穿好衣服以免着凉。⑬患者躺下休息。

备注 这种冷热交替淋浴由3轮完整的循环或3轮热水和冷水的循环组成。通常经过3~4轮的循环后，血管周围的肌肉会变疲劳。为了使治疗继续下去，需要调高热水的温度并降低冷水的温度以使血管继续产生反应。

注意事项 建议甲状腺功能亢进者不要频繁进行冷热交替淋浴。

4.6 身体包裹

身体包裹是一种水疗方法，患者先被裹在一条被单中，然后再裹一层毯子。所有的身体包裹都利用患者身体自身产生的热量，通过包裹使得易被辐射的热量得以保存。

身体包裹在温泉胜地也常被使用。特定的身体包裹在水疗馆中非常盛行，*Spa Body Work* 的作者安妮·威廉姆斯列举了40多种添加剂［包括草药、食物（如燕麦和咖啡）、盐、海草、泥和精油］，使身体包裹对特定的身体疾病如关节炎性疼痛、肌肉酸痛、皮肤干燥和身体中毒具有治疗效果。甚至熔化的石蜡也可被用于身体包裹。

4.6.1 湿毯包裹

如图50所示，湿毯包裹实际上是全身热敷布，包裹物包括从43.3℃水中拧出的布毯和包在布毯外的毯子以及附加在最外面的保温物。在包裹开始前，要先将患者的身体彻底温暖，可以采用热水足浴、热水淋浴、热水盆浴、有氧运动、热灯或其他暖身方法。接下来使用从43.3℃水中拧出的布毯将患者包裹起来，再包裹一条太空毯和两条羊毛毯，最外面还要附加保温物，如热罨布、热水瓶或海克莱特包裹。这种治疗通常用于刺激循环、解毒和帮助患者放松。虽然这种方法也可用于强壮身体，但是要想有效必须定期实施包裹。由于包裹治疗会使体温升高，还会使心率加快并使血压升高，因此建议有心脏病或高血压者不要使用此方法。

湿毯包裹治疗的技术规范及操作规程。

温度 为43.3℃。

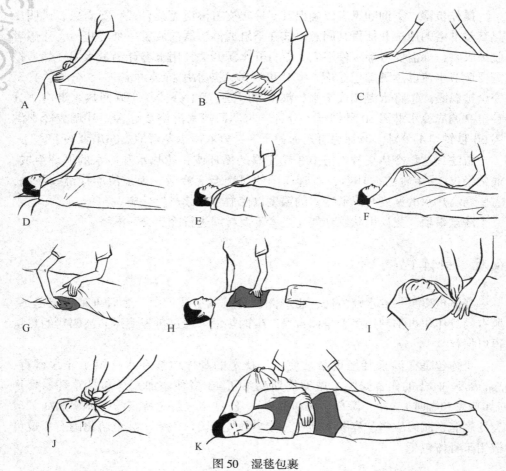

图 50　湿毯包裹

A. 铺好按摩床。B. 拧出热湿毯。C. 铺开热湿毯。D. 为患者裹好热湿毯。E. 为患者裹太空毯。
F. 为患者裹羊毛毯。G. 在患者膝下放垫枕。H. 放置外层保温物。I. 用毛巾裹好头部。
J. 为患者提供饮用水。K. 让患者躺在按摩床上，为其去除包裹毯

所需时间　为 20～30 分钟。

所需物品　为两条羊毛毯、一条太空毯和一条布毯；身体包裹完成后用于按摩的两条按摩单；保温物品，如热水瓶、海克莱特包裹或加热垫；围裹颈部的小浴巾；盛有 43.3℃ 水用于浸湿毯子的大容器；放在患者膝下的垫枕；一杯饮用水和一个吸管。

效果　为温度效应。

清洁　清洗湿布毯和小浴巾，将羊毛毯叠起来放好。用乙醇喷洒太空毯，自然晾干，然后叠起来放好。清洗、消毒并擦干盛水容器。

操作步骤（图50）　①询问患者以确保其对身体包裹无禁忌证。②向患者讲明身体包裹的用法并征得其同意。③保证患者温暖，必要时给予热水足浴或其他形式的热疗。④在按摩床上铺一条按摩单、两条羊毛毯，再铺一条太空毯。额外预留出按摩单，以便在身体包裹结束时盖在患者身上。⑤将一条布毯在43.3℃的水中浸湿后拧出。将它铺在按摩床上，动作要迅速以免布毯变凉。布毯应完全盖在太空毯上，使患者的皮肤不会接触到太空毯。⑥让患者全裸或只穿内衣躺在按摩单上，快速将其包裹。围绕患者的颈部将按摩单塞紧以避免空气流通。接下来在湿毯外面裹太空毯，然后再裹两层羊毛毯。⑦在患者膝下放一个垫枕。⑧在患者脚部放置其他保温物，如热水瓶、热罨布或微波热袋。如果患者没有很快地温暖起来，在腹部和（或）胸部也放置保温物。⑨用毛巾包住患者头部。⑩当患者开始发热时，在其额头上放一块冷敷布（图中未显示）。⑪为患者提供一杯带吸管的饮用水。⑫20～30分钟后，为患者打开包裹（去掉所有毯子）。如果患者需要，可以给予冷手套搓擦。

注意事项　①以下疾病禁用本疗法：所有对全身热疗特别禁忌的疾病，如心血管病、糖尿病、肝炎、淋巴水肿、多发性硬化症和癫痫病（除非有医生的医嘱）；怀孕；饮酒或服药后；幽闭恐惧症者。②患有甲状腺功能低下者，建议不要频繁进行发汗的身体包裹。③因淋巴结切除而存在淋巴水肿风险者，应避免包裹过程中出汗时间过长（从患者开始出汗起不超过15分钟）。

4.6.2　冷湿单包裹

几个世纪以来，细心的人发现将一个人包裹在冷单中，然后再盖上几条毯子可以使其大量排汗。

这种治疗首先是水疗中的主要方法，其次是传统自然疗法中的重要组成部分。湿单包裹历来被用于治疗较严重的身体疾病，如流感、肺炎、药物和酒精成瘾以及精神疾病。湿单包裹的不同治疗阶段用于治疗不同的疾病：第一阶段用于治疗发热和虚弱，并且作为恢复期患者的强身方法；第二阶段用于治疗精神疾病、焦虑、神经质和失眠；第三阶段用于治疗肺炎、某些消化疾病和体内器官的充血；第四阶段用于治疗酒精和药物成瘾、全身解毒或感染性疾病（如支气管炎和流感）。局部包裹的使用也很普遍，其中包括：髋部和腿部包裹治疗急性痛经和关节炎，躯干热包裹治疗消化疾病。

冷湿单包裹（图51）是改变患者体核温度的一种有效方法，且不需要昂贵或复杂的水疗设备。也可以通过此方法来施用添加剂，例如，将草药制剂、盐或精油等加入浸泡单子的水中以发挥其疗效。

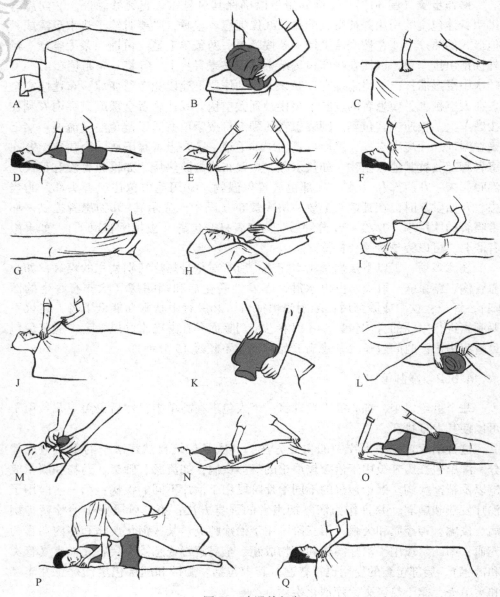

图 51　冷湿单包裹

A. 铺好按摩床。B. 拧出湿单。C. 将冷湿单铺在毯子上。D. 患者仰卧于湿单上。E. 围裹患者身体，双臂露在外面。F. 围裹全身，包括双臂。G. 将湿单下端紧塞在患者双脚下面。H. 用小浴巾包住患者头部和颈部。I. 用按摩床上的毯子包裹患者。J. 盖上第二条毯子。K. 将热水瓶放在双脚上。L. 在患者膝下放置一个垫枕。M. 为患者提供饮用水。N. 移开湿单。O. 让患者翻滚到床的一边，将单子和两条毯子卷至患者背后。P. 取走包裹物。Q. 将预留的按摩单盖在患者身上

　　湿单包裹的第一阶段具有降温效果，因为是在很冷的水中浸湿单子后拧出并将患者包裹起来的（正是由于这个原因，此方法曾被用作解热或退烧治疗）。冷水使皮肤表面的冷感受器受到强烈刺激，导致血管先剧烈收缩再扩张。由于身体会努力抵御可能产生的寒冷，到达皮肤的血流导致身体的热量突然增加，与其他短暂的冷治疗如冷水浸浴或短暂冷水淋浴的效果相同。但是，盖在被湿单包裹的患者身体外面的毯子使这些突然增加的热量储存于体内，导致体核温度的快速上升。

　　大约 5 分钟后，一旦患者储存于体内的热量使包裹物的温度升至正常，就达到了第二阶段或者称为平温水阶段。平温水阶段与平温水洗浴相似，都具有镇静效果。

　　大约再过 15 分钟，当患者储存于体内的热量已积累起来，并使体核温度从温升至热时，即达到第三阶段（如果患者感觉寒冷，可以采用此方法温暖起来，如果患者不能洗浴，也能通过该方法使其有效地温暖起来）。

　　最后，如果患者继续包裹 30 分钟或更长时间，就可达到第四阶段：患者感到很热并大量出汗。这一阶段与其作为按摩过程中的治疗方法，不如作为医生监督下的解毒方法更为适宜。如果以解毒为治疗目标，那么可能需要患者继续保持包裹 1 小时以上。

　　湿单包裹对大多数人具有镇静作用，但对于幽闭恐惧症者却很痛苦。在实施任何一种身体包裹治疗前，都要询问患者是否患有幽闭恐惧症。在操作中可以用涤纶双面绒毯代替羊毛毯以便清洗。

　　冷湿单包裹治疗的技术规范及操作规程。

　　温度　为 15.6 ~ 21.1℃。

　　所需时间　第一阶段大约需 5 分钟或更长时间，第二阶段（平温阶段）需 15 分钟或更长时间，升温阶段为 30 分钟，排汗阶段为 1 ~ 2 小时（由于某些患者身体产生热量较其他人容易，因此这里的时间均为大概时间）。

　　所需物品　为水温计；铺在按摩床上的塑料单；一条布毯和一条羊毛毯；一条从冷水中拧出的湿单；两条身体包裹后使用的按摩单；围裹颈部的小浴巾；盛放用于浸湿按摩单的 15.6 ~ 21.1℃水的容器；保温物，如热水瓶、热水足浴盆或双足热罨布；患者膝下的垫枕；一杯带有吸管的饮用水。

　　效果　为温度效应。

　　清洁　清洗湿单、两条毛毯和小浴巾。清洗、消毒并擦干盛水容器。将塑料单扔掉，或者按照整理太空毯的方式进行清洁。

　　操作步骤　①询问患者以确保其对身体包裹无禁忌证。②向患者讲明身体包裹的用法并征得其同意。③保证患者很温暖，需要时可给予热水足浴或其他形式的暖身治疗。④在按摩床上铺一条干按摩单，在按摩单上铺一条塑料单，再在上面铺一条毯子，毯子上边距离床头约 20cm（应使毯子边缘从按摩床离治疗师较远的一边垂下，而不要从离治疗师最近的一边垂下）。将小浴巾铺在床头。预留一条毯子在步骤⑬中使用。⑤在冷水中浸湿一条按摩单后拧出。⑥将湿单铺在毯子上，其上边略低于毯子上边。⑦让患者仰卧于湿单上，双肩低于湿单上边约 8cm。⑧让患者举起双臂，这时从湿单的一边朝离治疗师远的那边围裹患者的身体，围裹到另一边时塞好湿单。⑨现在患者放下双臂，从湿单的对面边围裹身体（朝治疗师这边围裹过来）并塞好。⑩将湿单下端紧塞在患者双脚下面。⑪用小浴巾包住患者的头部和颈部，以保护患者的颈部并防止冷空气进入。⑫把毯子较短的那边拉过来盖在患者身上并塞好，然后以同样方法拉过较宽的那边并塞好。⑬将预留的另一条毯子盖在患者身上并塞好。⑭在患者双脚上放置一个热水瓶、海克莱特包裹或其他保温物以加快身体变暖。⑮在患者膝下放置一个垫枕。⑯患者需要饮水时，让其从水杯中吸入。⑰当患者达到目标阶段，即平温、热或排汗阶段时，取走毯子和湿单。⑱取走包裹物后，根据患者需要给予冷手套搓擦。

注意事项　①以下疾病禁用本疗法：幽闭恐惧症者；寒冷者；饮酒和服药后；患有会因过度潮湿而加重的皮肤病者；当包裹进行至第三和第四阶段时，对全身热治疗有特别禁忌的各种情况包括怀孕、心血管病、糖尿病、肝炎、淋巴水肿、多发性硬化症和癫痫病，除非有医生的特殊医嘱，否则应列为冷湿单包裹的禁忌证。②对于患有甲状腺功能低下者，建议不要频繁进行排汗式包裹。③因淋巴结切除而存在淋巴水肿风险者，应避免包裹时长时间排汗（即排汗阶段不要超过 15 分钟）。

5 水疗技术的适应证和禁忌证

5.1 适应证

5.1.1 局部热敷的适应证

1) 肌肉痉挛，包括肌肉紧张引起的婴儿急腹痛。
2) 局部血液循环欠佳。
3) 肌肉骨骼疼痛（肌肉酸痛、关节僵硬、关节炎疼痛、慢性背痛）。
4) 肌肉紧张。
5) 在按摩前，为肌肉组织升温，使其更柔软并易于伸展。局部热敷特别适用于具有非常致密组织的运动员或身上有敏感瘢痕组织的患者。
6) 深度按摩后感觉身体酸痛。
7) 痛经。
8) 活动性触发点。
9) 希望获得组织游移的效果，也就是使血液游离开充血的部位而流向热疗的部位。局部热敷对治疗偏头痛有效。
10) 神经紧张。
11) 局部发冷。
12) 全身发冷。

5.1.2 局部冷敷的适应证

1) 肌肉劳损后前 24～48 小时。
2) 挫伤后前 24～48 小时。
3) 关节扭伤后前 24 小时。
4) 导致迟发性肌肉酸痛的过量运动。
5) 急、慢性腰痛。
6) 如果对患者有效，也可用于治疗类风湿关节炎、骨关节炎（热疗对某些人可能疗效更佳）。
7) 如果对患者有效，也可用于治疗滑囊炎（热敷对某些人可能疗效更佳）。
8) 大脑或脊髓损伤所导致的长期肌肉僵硬或痉挛。

9）肌无力时暂时性刺激肌肉收缩。引起肌无力的病症包括脑卒中、脊髓损伤或肌营养不良。

10）刺激局部循环（作为冷热交替治疗的一部分来使用时）。

11）通过产生衍生效果（体液转移）降低充血部位的血流。例如，当为颈后部进行冷敷时，可使局部血管收缩，可能对治疗偏头痛有效。

12）患者体温过高。

5.2 禁忌证

禁忌证是指使治疗程序或其他治疗产生危险的一些特殊症状或疾病。要避免为药物或酒精中毒的患者、急性病的患者或者刚刚饱餐一顿的患者实施水疗。要在患者饱餐至少 1 小时后才可以进行水疗。下面将讨论一些不能进行水疗的特殊病症。

5.2.1 急性局部炎症

患有急性局部炎症的患者禁忌热敷疗法，否则会促进水肿。

5.2.2 人工装置

不要在移植器官、心脏起搏器、除颤器、医疗泵或其他人造器官的部位进行水疗操作。可以在人造髋关节和膝关节部位进行热疗或冷疗。

5.2.3 哮喘

许多哮喘病患者发现全身性热疗和局部湿热疗法让他们感觉很舒适，使用起来也安全。然而，吸入冷的、干燥的空气会导致哮喘发作，对某些人来讲甚至在做完桑拿或蒸汽浴后遇到冷空气也会诱发哮喘。在进行水疗期间或结束后，都不要让哮喘病患者受冷。

5.2.4 循环系统疾病

高温，如患者接受桑拿、蒸汽浴或热水浴，会增加循环系统的额外工作，包括心跳的明显变化、每次心跳心脏排出的血量和血压、血管粗细程度的变化及局部血液循环的显著变化。总之，患者比正常情况下多排出的血量会被泵送到皮肤血管。即使是局部治疗都会使循环系统适应起来有难度。

因此，下述心脏或血管疾病对于某些水疗疗法是禁忌证，除非患者的医生给予特别批准。

有如下疾病的患者禁忌全身性热疗。

1）高血压：在全身性热疗的开始阶段，血压会在极短的时间内升高。这种情况对某些人是危险的。此外，患者可能会服用改变血管遇热遇冷反应的药物，如β-受体阻滞剂和钙通道阻滞剂。

2）低血压：全身性热疗，特别是热水浴，会导致患者晕倒。

3）心脏疾病，如冠状动脉疾病或充血性心力衰竭：患者的心脏可能无力适应全身性热疗。此外，患有心脏疾病的患者可能在服用改善心脏功能的药物。

4）静脉炎：静脉炎患者禁忌局部热疗。

5）静脉曲张：在慎重操作的情况下，静脉曲张患者可以考虑局部治疗。除非经患者的医生许可，否则不可以使用过热或过冷的水。

6）雷诺综合征：雷诺综合征禁忌局部冷敷。雷诺综合征是一种单纯的手足血管收缩紊乱疾病，总人口中有5%～10%的人患有此疾病。未患雷诺综合征的人在不受任何影响的某些情况下，向手足供血的小血管也会发生痉挛，例如，许多人在情绪紧张时手部血管会发生收缩。然而，患雷诺综合征的人如发生血管收缩的话，会导致痉挛的发作。即使手足暴露在温度不太低的水中或冷空气中也会出现同样情况。小动脉壁肌肉痉挛，严重地减缓血流的速度，痉挛的部位皮肤颜色会变青，出现麻木、麻刺感或灼烧的感觉。小动脉痉挛不会立即自动消失，而是会持续一个小时或更长时间。将手足放在温水中取暖会使痉挛停止。但是再次放入温水中时，痉挛的部位会感到跳痛。从这一现象中得到的启发是，如果为患雷诺综合征的人做局部冷敷，如手部冷浴或在足上放置冰包裹的话，会诱发血管痉挛的发作。

7）其他病症：①足部和小腿动脉硬化：不要使用热水、热水瓶、加热垫或石蜡浴形式的足部局部热敷。②血栓闭塞性脉管炎：此种疾病的发生是由于中型动脉壁的全层和结缔组织炎症导致了血块、闭塞和坏疽。禁忌使用热足浴或热水瓶、加热垫或石蜡浴为足部加热。

5.2.5　糖尿病

因为糖尿病会导致心血管疾病，特别是动脉粥样硬化，所以某些糖尿病患者可能已经有这样的病症了。因此，在这种情况下禁忌热水浴。然而，温水或平温水的温水浴对糖尿病患者还是不错的选择，也可以采取全身性盐摩擦治疗。

糖尿病也会影响到小腿和足部的血管。皮下小血管会变细，因此在进行热疗时无法正常扩张。局部热疗，如热水足浴，会导致被加热的组织新陈代谢加快，因此对氧气和其他营养元素的需要亦增加。由于足部血管不能正常工作，无法供应足够的氧气和其他营养，这种情况会导致组织坏死。另一个潜在的问题是，糖尿病患者足部通常无法感受到压力和温度，因此在接受热疗时，患者无法及时给予反馈，会因水温太高而烫伤脚。基于这些考虑，热水足浴、加热垫、热水瓶、石蜡滴疗和热湿包裹都是应该禁忌的。而在进行蒸箱治疗时，由于需要患者坐直身体让蒸汽从蒸箱的底部进入箱内，这种热疗也是禁忌的。然而，水温低于38.9℃的足浴对糖尿病患者还是安全的。在美国的一些医疗诊所中，在医生的监督下，还是可以对糖尿病患者采取足浴来治疗足部溃疡的。轮换使用38.9℃的温水和12.8℃的冷水可以促进血液循环，同时又不会有高温热水带来的危险。

5.2.6 冷热感觉能力丧失

有几种情况会导致患者丧失正常的感觉能力，其中包括动脉粥样硬化、神经损伤、接触有毒物质、糖尿病和神经肌肉方面的问题（如脊髓损伤和多发性硬化症）。为丧失冷热温度感觉能力的患者进行治疗的潜在风险是：热疗中灼伤皮肤或冷敷时冻伤皮肤时，患者无法告知。因此，热疗和冷疗都是禁忌的。使用较温和的热水（不高于38.9℃）、凉水（但是不是冰水）和平温水（如盐摩擦和平温水浴）进行水疗，还是安全的。

5.2.7 淋巴水肿

淋巴水肿指淋巴液在皮下组织堆积。通常在实施了祛除淋巴结的癌症手术后会出现此情况。医生会建议有此类问题的患者避免接触有热度的物体。例如，医生建议手臂有淋巴水肿的患者从烤箱中取温度较高的物品时，要戴上隔热长手套。为有淋巴水肿患者的四肢进行局部热疗会扩张血管从而使血流量增加，导致流出毛细血管和进入组织间隙的体液总量有所增加。这是一个正常的生理过程，淋巴系统将体液送回到心脏。但是当淋巴管或淋巴结受到破坏后，周围的组织就会由于存留的体液而出现水肿。如果这个问题很严重，会造成患者感觉不适，甚至会出现组织损伤。因此，对于淋巴水肿患者局部热罨包裹、海克莱特包裹、热水瓶、热足浴和石蜡浴都是禁忌的，还要避免进行长时间的冰敷治疗，但是使用冰按摩、温水（不高于38.9℃）局部治疗或冷水疗是安全的。通常医生会建议患者避免洗热水淋浴、热水盆浴和任何一种全身性热疗法，因为热疗所导致的血管扩张会对四肢造成不良影响。当然，33.3℃的泳池中水疗有利于患者血液和淋巴在处于水中状态的四肢内的流动。患淋巴水肿的患者不可以进行长时间（15分钟以上）的全身性热疗，但是38.9℃的温水浴是安全的。

5.2.8 多发性硬化症

全身性热疗和高强度或长时间接触患者皮肤的局部热疗会使患者的核心体温升高。对于患多发性硬化症的患者，这样的操作会导致极度疲劳，因此应禁忌。建议使用平温水疗或冷疗，包括平温的漩涡浴和冷敷，也可以在冷水中进行运动练习。

5.2.9 癫痫

癫痫是由多种因素造成的，包括头部外伤、感染和脑肿瘤。但是，1/3 癫痫病患者的致病原因不详。如果为癫痫患者进行水疗，禁忌过高温度的热疗或过低温度的冷疗，因为这样会导致癫痫发作。建议使用中度的镇静治疗，如盐摩擦治疗、暖水浴、平温水浴和湿布包裹。但是，即使没有发生癫痫的危险，治疗师也要全程在场。

5.2.10 皮肤感染和皮疹

不要在感染或有皮疹的皮肤上进行水疗操作，如有医生许可除外。

5.2.11 甲状腺疾病

全身性热疗会改变新陈代谢速度和甲状腺的活动规律，这其中的原因尚未完全得知。对于甲状腺功能减退的患者禁忌进行频繁的热疗（一次热疗对患有甲状腺功能减退疾病的患者没有什么影响，但是如果定期进行桑拿、热水浴或其他方式的热疗将会带来抑制的效果）。而相反，对于甲状腺功能亢进的患者禁忌进行频繁的全身性冷敷（一次冷疗对患有甲状腺功能亢进疾病的患者没有什么影响，但是如果定期进行冷水浴将会带来刺激的效果）。

5.2.12 肢体神经损伤或挤压伤

有时，患有神经损伤或挤压伤的患者会永久性地对遇冷高度敏感。如果患者遇冷时感觉非常不舒服，则禁忌冷疗。在这种情况下，采用冷热交替治疗能够更有效地促进循环，因为短时间在冷水中浸泡并不会使组织冻伤。水温要根据患者的不同情况来设定。因此，开始时要使用凉水，而不是冷水。如果患者可以接受这样的水温，则可以逐渐降低水的温度，以适中温度的盐进行盐摩擦疗法可能会更加有效。

5.2.13 服用处方药

正在服用某种药物的患者不应该接受水疗。患者正在服用促进血管收缩的药物（如治疗偏头痛的药物，包括咖啡因）时，不能够接受促进血管收缩的冷疗。而患者服用促进血管扩张的药物（如减少充血的药和治疗偏头痛的药物）时，不能接受热疗。患高血压的患者，冷、热敷疗皆不适宜，特别是在患者服用降压药物时更加危险。平温水浴对此类患者是安全的。

6 水疗技术的优势和注意事项

6.1 优势

6.1.1 水疗能够缓解不适和疼痛

水疗可以促进血液和淋巴的流动，使结缔组织更易于伸展，达到减轻多种疼痛和伤痛的治疗目标。

6.1.2 水疗能放松和减压

Deep Immersion: the Experience of Water 的作者罗伯特·弗兰斯曾将水称为"液体安慰剂"。当一个人在接受水疗的时候，可使其忘记了时间的紧迫感，充分享受了身体的关爱，并且暂时远离了喧嚣的世界。

6.1.3 水疗期间可以使患者更加舒适

水疗可以使那些因燥热而感觉不适的患者凉爽下来，使因寒冷而感觉不适的患者温暖起来。使患者的身体发热或凉爽，要比使室内空气变热或凉爽更加容易也更加有效。用一个热水瓶不能让室内空气变暖却能患者感觉温暖，运转空调使室内空气变凉倒不如用冰袋使患者凉爽下来。

6.1.4 水疗能给予皮肤各种刺激

例如，被水包围可使身体有被拥抱的感觉、或暖或凉的温度感觉、盐摩擦和干刷或冷手套湿擦的粗糙感觉及各种不同物质与水混合的肌理感觉。对于与正常人相比接受皮肤刺激较少者，诸如老年人、残疾人、与世隔绝或卧床不起的人，其皮肤的感觉会更丰富，水疗效果会更佳。

6.1.5 水疗可以缓解按摩师双手的压力

许多使身体组织温暖、使浅表肌肉放松、使局部循环增加所需的按摩抚触都可以通过水疗来达到。

6.1.6 利用水疗可以改善身体状况

例如，采用平温水洗浴治疗失眠，运动后采用硫酸镁盐浴治疗肌肉疼痛，采用冰敷来治疗腰痛，或者采用冷、热水交替治疗的方法治疗足踝扭伤。

6.1.7　各种体力劳动后水疗是恢复体力最好的辅助方法

诸如局部盆浴、冰敷和冰按摩的冷治疗，可以刺激体内循环并减轻痉挛和疼痛。热治疗可以使瘢痕组织软化，使肌肉组织更易于伸展。

6.1.8　定期水疗可以成为构筑健康身体的一部分

水疗的目的不是治愈身体疾病，而是通过刺激循环和放松骨骼肌肉以促进身体健康。它还可以作为一种看似微不足道而实际上必不可少的辅助方法治疗某种健康问题。例如，某人长期脚冷，可给予能够促进局部循环的水疗，如冷水踩踏、加入芥末粉的热水足浴或者冷热交替足浴。

6.2　注意事项

水疗一般来讲很安全，可以为几乎所有的患者进行安全操作。然而，不同的人对水疗的反应也不相同。在为患者进行第一次水疗前，一定要记得询问患者是否曾接受过水疗。如果接受过，要询问患者的感觉如何。如果患者是第一次接受全身性水疗，如桑拿，要将时间控制在 15 分钟以内。在水疗过程中，要频繁地询问患者的反应，如遇患者感觉不适，要做好随时停止操作的准备。不良的反应包括恶心、头痛、晕眩或轻度头昏，同时患者会抱怨太热或太冷。

以下是为特定人群做水疗时的一般注意事项。

6.2.1　注意力缺乏症

治疗注意力缺乏症的多种药物都会使血管扩张，因此应避免使用热疗。其他的治疗方法都可采用。

6.2.2　对冷反感

对冷疗有强烈负面反应的患者进行冷疗时，通常要对治疗过程稍行调整。任何一种治疗方法都不应该让患者感觉疼痛或不悦。例如，使用冷疗时，水温要比平时稍高些。如果患者的反应良好，稍等片刻，再在水中加入一些冰块。在进行冷热交替治疗时，要使用不是很冷的水，并适当延长治疗的时间。例如，将 2 分钟的热疗后紧接着进行 30 秒钟冷疗的治疗方案，调整为 2 分钟的热疗后进行 1 分钟的冷疗。

6.2.3　儿童

与成年人相比，儿童的皮肤更薄，调节体温的能力也更差。此外，以儿童体重而言，身体的表面积相对来讲较多，散热就较快，这也意味着儿童身体较容易冷却。当然，儿童较成年人而言，身体升温也较快。因此，在儿童接受水疗时，要仔细地进行监测。总体来讲，进行局部的热疗和冷疗时，温度设定都不可太极端，要频繁地检查皮肤的状况，要向他们询问比成年人更多的感受反馈。局部盐摩擦治疗对儿童非常适用。热水浴对儿童也有很好的抚慰和放松作用，多数孩子愿意在水中玩耍。如果接受桑拿和蒸汽浴，不要超过 10 分钟，且需要家长看护。此外要注意的是，儿童通常不会喜欢冷疗。

6.2.4　身材矮小的患者

通常来讲，当暴露于冷的环境时，身材矮小的成年人比身材高大的成年人容易着凉。美国军方曾做过环境医学方面的研究，发现女性士兵的外周冻伤率是男性士兵的 2 倍。因为相对于体重而言，女性的表面皮肤面积大于男性。因此当遇冷时，女性损失热量的速度更快。

6.2.5　老年人

与衰老相关的身体变化使得老年人的身体在适应热和冷时更加困难。由于皮下脂肪的减少，老年人在接受热疗或冷疗时皮肤更容易受伤。血管肌肉的功能也欠佳，因此在控制体温时，血管的扩张和收缩起到的作用也很小。然而，这并不意味着温和的水疗不适宜老年人。日本鹿儿岛大学做了一项小规模的研究，研究人员分析了老年人接受短时（10 分钟）热水浴疗法的效果。他们发现，41.1℃的热水浴可以提高老年人在跑步机上的运动耐力，减少疲劳，同时无论有无心脏病的老年人都出现腿部肌肉疼痛缓解的效果。研究人员得出的结论是，热水可以刺激血管更好地扩张，使更多的血液流向骨骼肌，从而使骨骼肌收缩能力更强。总之，为老年人操作时要保持更高的警觉性。治疗时间要短，桑拿浴、热水浴或蒸汽浴都不可超过 15 分钟，而且水温也不能过高，同时要频繁地检查皮肤的情况，与为年轻的患者操作时相比，要向老年人询问得更多。

6.2.6　艾滋病患者

由于艾滋病患者的身体多套系统受到病毒的影响，所以只有在医生的特别批准下，才可以实施热水浴疗法或全身性热疗。专家对患者体温升高（全身性热疗）的情况进行了研究。约翰·巴斯蒂尔自然疗法医学院的研究人员发现，用极高温的热水浴疗法将患者体温升高到38.9℃并保持30分钟，会使HIV病毒受到明显抑制。

6.2.7 癌症患者

局部水疗和全身性水疗都可以为癌症患者使用。使用全身性热疗可以增强患者的免疫功能，而局部热疗、冰按摩和温水浴有时可以起到缓解疼痛的作用。然而，由于"癌症"一词包含100多种不同的疾病，因此我们很难在这里给出具体的意见。同时，癌症所影响的是身体多个不同的部位，癌症也有分期，不同的患者所接受的治疗方法也不同，水疗也只能够对皮肤和循环系统产生影响。

6.2.8 孕妇

不会使核心体温升高的局部水疗对孕妇很安全。但是，不要在孕妇的腹部进行热疗。硫酸镁手足盐浴是传统治疗孕妇孕程后期局部水肿的方法，温水浴也可以起到这个作用。但也担心怀孕早期核心体温升高会对胎儿产生伤害，因此禁忌为孕妇进行长时间热水浴、木桶热浴、蒸汽浴和桑拿。有一项研究进行了这方面的调查，发现在怀孕前3个月接触木桶热浴、桑拿或发热这样的热源会增加神经管缺陷的风险，木桶热浴是其中各种热源中最强烈的一种。

6.2.9 肥胖患者

由于肥胖的患者覆盖在肌肉上的脂肪较厚，需要更长时间的局部热疗才能穿透到患者的肌肉组织。一旦某部位温度升高，热量散发所需的时间也较长。冷疗的情况也如此。由于厚厚的脂肪层阻止了热量散发，肥胖的患者对全身性热疗的反应要快于瘦的患者，而且对热量的耐受力不是很好。这样的情况对计划进行水疗的治疗师来说，意味着要仔细了解患者的病史，从而了解是否有任何其他的禁忌证存在，同时在治疗的过程中要仔细监控。

6.2.10 行动受限的患者

患者可能由于肌营养不良、严重的关节炎、脑瘫、小儿麻痹后遗症、脊髓损伤导致的部分麻痹、帕金森病、严重的骨关节炎，甚至是肥胖症而致行动受限。有此类情况的患者可以接受某些形式的水疗。事实上，卧床不起的患者会发现某些水疗方法确实有效，如盐摩擦疗法和冷热交替水疗，而且他们也很喜欢这样的方法。但是，行动困难也意味着他们无法快速地从浴缸中出来或挪动局部敷疗设施，如热敷包裹。对这样的患者要给予更多的关怀，在需要的时候给予帮助。

下篇

水疗技术的临床应用

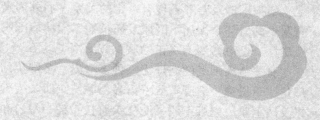

1 肩关节周围炎

1.1 肩关节周围炎的概述

1.1.1 肩关节周围炎的概念

肩关节周围炎，简称肩周炎，又称粘连性肩关节囊炎、冰冻肩、"五十肩"，是指肩关节疼痛和活动受限，但并无结构上改变的病变。本病中医学称之为"漏肩风""肩凝证"等，是以肩关节疼痛为主，先呈阵发性酸痛，继之发生运动障碍的一种常见病、多发病。症状进展缓慢，是以肩部逐渐产生疼痛，夜间为甚，逐渐加重，并使肩关节活动功能受限且日益加重，至某种程度后逐渐缓解，直至最后完全复原为主要表现的肩关节囊及其周围韧带、肌腱和滑囊的慢性特异性炎症。本病发病年龄大多在 40 岁以上，女性发病率略高于男性，且多见于体力劳动者。

1.1.2 肩关节周围炎的病因病理

（1）西医病因病理

本病大多发生在 40 岁以上中老年人。软组织退行病变，对各种外力的承受能力减弱是发病基本因素；长期过度活动，姿势不良等所产生的慢性致伤力是主要的激发因素；上肢外伤后肩部固定过久，肩周组织继发萎缩、粘连，肩部急性挫伤、牵拉伤后因治疗不当等都可为疾病的诱因。也有人认为肩周炎与情绪不稳定、精神压抑及营养不良有一定的关系。肩外因素中的颈椎病和心、肺、胆管疾病发生的肩部牵涉痛，因原发病长期不愈使肩部肌肉持续性痉挛、缺血而形成炎性病灶，也可转变为真正的肩关节周围炎。

肩关节周围炎的病理为一种多滑囊、多部位的病变，病变范围累及肩峰下或三角肌下滑囊、肩胛下肌下滑囊、肱二头肌长头腱鞘及盂肱关节滑膜腔，同时可累及冈上肌、肩胛下肌、肱二头肌长头腱、喙肩和喙肱韧带。早起滑膜水肿、充血、绒毛肥大伴有渗出，后期滑膜腔粘连闭锁，纤维素样物质沉积。

（2）中医病因病机

1）外感风寒湿邪：居处潮湿，中风冒雨，或睡卧露肩，风寒湿之邪侵袭筋肉关节，以致关节屈伸不利。

2）气血不足：人到 50 岁左右，肝肾精气开始衰退，气血不足，筋脉得不到充分滋养，血虚生痛，日久筋脉拘急。

3）外伤劳损：肩关节周围软组织常受到来自各方面的牵拉和摩擦，容易引起慢性劳损，致使韧带、肌腱、关节囊等软组织充血水肿、渗出、增厚，久之则发生粘连，腱袖钙化，导致肩关节活动功能严重障碍。

4）瘀血阻络：外伤后或久病肩痛，痛有定处，局部疼痛剧烈，呈针刺样，拒按，肩活动受限。或局部肿胀，皮色紫暗，舌质紫暗，脉弦涩。

1.1.3 肩关节周围炎的临床表现

肩部疼痛，可为阵发性或持续性，急性期时疼痛剧烈，夜间加重，活动与休息均可出现，严重者有触痛，疼痛时汗出难耐，不得安睡，部分患者疼痛可向前臂或颈部放射。肩关节活动受限，尤以外展、外旋、后伸障碍显著，病情严重者不能刷牙、洗脸、梳头、脱衣、插衣兜等，甚至局部肌肉萎缩等。肩关节周围炎的发病首先发生一侧肩部疼痛、酸痛或跳痛，夜间痛甚，初起因畏痛而不敢活动，久则产生粘连和挛缩，活动受限，尤以外展、上举、背伸时明显，甚者肩关节失去活动能力。

1.1.4 肩关节周围炎的临床诊断

1）肩部疼痛：起初时，肩部呈阵发性疼痛，多数为慢性发作，以后疼痛逐渐加剧或顿痛，或刀割样痛，且呈持续性，气候变化或劳累后，常使疼痛加重，疼痛可向颈项及上肢（特别是肘部）扩散，当肩部偶然受到碰撞或牵拉时，常可引起撕裂样剧痛，肩痛昼轻夜重为本病一大特点，多数患者常诉说后半夜痛醒，不能成寐，尤其不能向患侧侧卧，此种情况因血虚而致者更为明显；若因受寒而致痛者，则对气候变化特别敏感。

2）活动受限：肩关节向各方向活动均可受限，以外展、上举、内外旋更为明显，随着病情进展，由于长期失用引起关节囊及肩周软组织的粘连，肌力逐渐下降，加上喙肱韧带固定于缩短的内旋位等因素，使肩关节各方向的主动和被动活动均受限，当肩关节外展时出现典型的"扛肩"现象，特别是梳头、穿衣、洗脸、叉腰等动作均难以完成，严重时肘关节功能也可受影响，屈肘时手不能摸到同侧肩部，尤其在手臂后伸时不能完成屈肘动作。

3）怕冷：患肩怕冷，不少患者终年用棉垫包肩，即使在暑天，肩部也不敢吹风。

4）压痛：多数患者在肩关节周围可触到明显的压痛点，压痛点多在肱二头肌长头腱沟、肩峰下滑囊、喙突、冈上肌附着点等处。

5）痉挛与萎缩：三角肌、冈上肌等肩周围肌肉早期可出现痉挛，晚期可发生失用性肌萎缩，出现肩峰突起、上举不便、后弯不利等典型症状，此时疼痛症状反而减轻。三角肌有轻度萎缩，斜方肌痉挛。冈上肌腱和肱二头肌长、短头肌腱及三角肌前、后缘均可有明显压痛。肩关节以外展、外旋、后伸受限最明显，少数人内收、内旋亦受限，但前屈受限较少。

6）检查：常规摄片，大多正常，后期部分患者可见骨质疏松，但无骨质破坏，可在肩峰下见到钙化阴影。实验室检查多正常。年龄较大或病程较长者，X线可见到肩部骨质疏松，或冈上肌腱、肩峰下滑囊钙化征。

1.2 水疗技术在肩关节周围炎中的临床应用

1.2.1 技术一 对肩关节实施冰按摩或冰包裹

1）持续时间和频率：在按摩中对肩关节进行冰按摩 5~8 分钟，冰包裹 10 分钟。

2）操作步骤：①对肩关节做冰按摩 5~8 分钟或用冰包裹 10 分钟。②患者做轻柔、无痛的肩活动练习。

1.2.2 技术二 肩关节的湿热敷

1）持续时间和频率：在按摩时做 20 分钟，或在家中于伸展锻炼前做此治疗，每天 2~3 次。

2）特别说明：热罨可代替热敷，但为了保温需另加外部热源。可用海克莱特包裹放在肩上部，但不得放在肩下部。

3）操作步骤：①用两个热罨，一个放在腋下，另一个放在肩顶部，使整个肩关节均包裹在内。需注意避免过烫。②放置 20 分钟，去掉热罨后做按摩，并做肩关节活动度练习和（或）伸展活动。

1.2.3 技术三 芥子硬膏

1）持续时间和频率：在按摩时做 20 分钟，或在家中于伸展锻炼前做此治疗，每天 2~3 次。

2）操作步骤：芥子硬膏需敷在肩的顶部，一直包到肩后。需注意避免过烫，放置 20 分钟，去掉芥子硬膏后做按摩，并做肩关节活动度练习和（或）伸展运动。

2 骨关节炎

2.1 骨关节炎概述

2.1.1 骨关节炎的概念

骨关节炎是一种最常见的慢性关节病变，其主要改变是关节软骨退行性病及继发性骨质增生。本病名称极多，如肥大性骨关节炎、退行性关节炎、变形性关节炎、增生性骨关节炎或骨关节病，均指一种病，国内统一使用骨关节炎。

本病根据发病因素分为原发性骨关节病和继发性骨关节病。在我国，以继发性骨关节病较多见，原发性骨关节炎较少见。凡正常的关节无明显原因而逐渐发生退行性变者，称为原发性骨关节病；若因某种已知原因导致软骨破坏或关节结构改变，日后因关节面摩擦或压力不平衡等因素而造成退行性变者称为继发性骨关节病。临床数据显示，该病好发于中老年人，发病率随年龄增加而上升。据统计，45 岁以下人群骨关节炎患病率仅为 2%，而 65 岁以上人群患病率高达 68%。骨性关节炎由组织变性及积累性劳损引起，多见于肥胖超重的中老年人，最常发病的部位是膝、手指、颈、腰椎等处，症状主要为关节疼痛、僵硬（经轻微活动后会觉疼痛减轻），重者可出现关节肿胀、肌肉萎缩等。

2.1.2 骨关节炎的病因病理

(1) 西医病因病理

1) 病因：①年龄因素：随年龄增加，组织、细胞的退变。②外伤、运动过度。③职业和关节的过度使用。④肥胖：增加关节负重及引起不当姿势和步态。⑤遗传和某些先天性疾病。

2) 病理：①关节软骨改变：这是最早发生的病变。初期肉眼上见局灶软骨表层变软，呈灰黄色，表面粗糙，这多见于重力支撑最重处，其后软骨面见有微小裂缝，深者可达骨质，受累范围广泛者软骨可大部脱失，暴露软骨下骨质。②骨质的改变：新生骨质增殖部位有两处。一在关节软骨边缘处呈骨赘新生物；一为关节软骨下骨质增生。骨赘可能突入关节腔或位于关节囊和韧带附着处。往往沿应力线的方向排列，其基底为骨皮质或关节软骨下骨质，有时表面尚可见透明软骨或纤维软骨被覆，与关节滑膜相连。③当关节软骨完全脱失，软骨下骨髓中之骨松质往往呈明显的反应性增生及硬化，关节软骨下骨质内囊肿形成是本病的另一特点，称之为软骨下囊肿、滑膜囊肿或坏死性假囊肿等。囊肿不一定都与关节腔相连。一般认为囊肿的形成是由于异常的重力作用于关节软骨或软骨下骨质所致，也可能与局部骨质的挫伤、坏死或关节内压增高或关节囊液被挤进有关，而不像类风湿关节炎是由于关节翳侵入的结果。④滑膜的改变：一般不明显。早期滑膜充血，有局灶性围管性淋巴细胞及浆细胞浸润。后期由于软骨及骨质病变严重，滑膜表面绒毛肥厚，其内可埋有破碎的软骨或骨质小块，并可引起异物巨细胞反应。

（2）中医病因病机

中医学认为"肾主骨生髓"，髓居骨中，骨赖髓以充养，所以，本病的发生以肾精亏虚为本，另外还与邪侵、损伤等有关系。

1）年老肾虚：中年以后，肝血肾精渐亏，气血不足，致筋骨失养，形体疲极而易发本病。

2）外邪侵袭：外邪侵袭，致经络、关节痹阻不通，造成关节周围组织疼痛。而肥胖的患者关节疼痛多为风湿与痰饮流注经络，致局部气血凝滞，络脉受阻，不通则痛。久痛入络、入骨，骨失濡养，日久则骨痿渐生，且与风、寒、湿、痰并存。

3）劳损过度：因长期姿势不良，过度负重用力，劳损日久，致气血不和，经脉受阻，筋骨失养更甚，伤及筋骨，累及肝肾，使病变加重。

2.1.3 骨关节炎的临床表现

1）主要症状是关节疼痛，疼痛于活动时发生，休息后消失或好转。急性发作时，疼痛加剧，同时可有关节肿胀、关节僵硬、关节内磨擦音等。

2）有的患者关节处于一定位置过久，或晨起下地，便感到关节疼痛，即所谓休息痛。此类患者逐渐活动关节一定时间后，疼痛消失，关节可感到松快。

3）增生之骨赘刺激或压迫邻近神经而发生放射性疼痛，如颈椎增生引起上肢疼，腰椎增生造成下肢痛，髋关节增生所致的股前内侧痛等。脊椎严重增生可压迫脊髓和神经根，出现感觉、运动、大小便障碍、神经刺激征，甚至截瘫。

4）早期关节外形和活动无异常，晚期膝、手指等周围软组织较少的关节可看到骨性增粗、关节肿胀、肌肉萎缩及关节变形，关节有压痛，活动受限，活动时有摩擦感。

2.1.4 骨关节炎的临床诊断

1）早期：关节疼痛酸胀常因轻微扭伤、受凉或过度劳累而发作，或为持续性钝痛，或为活动时突然剧痛，常伴关节发软欲跌的滑落感，休息后减轻。晨起或关节固定于某一位置的时间过长，开始活动时僵伴疼痛，短时间活动后消失。关节酸胀痛和发僵等在劳累或受凉后加重。体征：位置表浅的关节可见骨性粗大，关节压痛，偶可触及滑膜肿胀，滑膜丰富的关节还可发现关节积液。位置较深的关节有同样改变，但不易查出。关节功能常有轻或中度障碍，活动时常可听到或触及摩擦音或摩擦感。关节疼痛肿胀和功能受限均为发作性，1~2年发作1次，发作历时较短，间歇期内无症状和体征。X线检查常为阴性。

2）中期：关节疼痛、酸胀和发僵发作次数增加，症状加重，1年发作2次以上，发作历时较早期延长，间歇期缩短。

体征：关节粗大、压痛、滑膜肿胀和摩擦感明显加重，关节积液，中度关节功能障碍，持续时间延长。有时可触及关节内游离体，脊椎生理弯曲消失，神经根因受压而出现神经根刺激征（放射性疼痛）。

X射线检查：关节间隙变窄，软骨下骨质硬化，关节边缘尖锐，并有骨赘形成。有轻度骨质疏松和软组织肿胀，关节面邻近的骨端骨松质内可见小囊肿，有时关节内可见游离体，脊椎生理弯曲消失。

CT检查：显示脊神经根受压。

3）晚期：反复发作数年后关节疼痛、酸胀和发僵由间歇性发展为持续性，症状反复缠绵难愈。体征：关节畸形和半脱位，关节功能重度障碍，关节僵直少见。脊椎反凸，神经根受压症转变为持续性。X射线检查：关节畸形和半脱位，脊椎反凸。CT检查：神经根受压情况严重。检查血沉、RF和黏蛋白等，与类风湿关节炎及强直性脊椎炎等相鉴别。

2.2　水疗技术在骨关节炎中的临床应用

2.2.1　技术一　疼痛关节的冷热交替浴

1）特别说明：①关节在水中做轻柔、无痛的功能活动会促进局部血液循环并改善关节活动范围。②如果可能，对侧关节也同时做此治疗。如右手疼，左手也同时做冷热交替浴。

2）持续时间和频率：在按摩前做15分钟。如果患者在家中治疗，每天可做2~3次。

3）操作步骤：①在两个木桶或浴盆内分别注入足够浸入疼痛关节的43.3℃和10℃的水。②让患者把疼痛的关节放入热水中停留3分钟。③让患者把疼痛的关节放入冷水中停留30分钟。④重复步骤②，③三次，共做4轮。⑤停止交替浴后，擦干关节。⑥开始按摩。

2.2.2　技术二　局部盐摩擦后涂抹蓖麻油并做吸热式敷布

1）持续时间和频率：在按摩前做45分钟，或者患者睡前在家中做，敷布可留置一夜。

2）操作步骤：①在疼痛的关节及其周围进行盐摩擦，后用水洗净。②擦干。③把适量的蓖麻油涂在疼痛的关节及其周围。④涂油的部位用塑料膜包裹。⑤拧干冷水里的毛巾，包在关节上。⑥用干布盖住冷敷布，盖好后用大头针别住。⑦45分钟后，去掉干布和敷布，快速摩擦皮肤后做按摩。

2.2.3　技术三　湿热法治疗较大的关节（如膝关节）

1）持续时间和频率：按摩前做20分钟。患者在家中治疗时，可每天做2～3次。

2）操作步骤：①从温水中取出干毛巾拧干，盖在疼痛的关节上。②盖上塑料膜。③在其上放加热垫。④20分钟后去掉敷布，开始按摩。

2.2.4　技术四　对腕和手或踝和足部的疼痛或僵硬关节进行石蜡浴

1）持续时间和频率：在按摩前或按摩中做20分钟。患者在家中治疗每天可做1次。

2）操作步骤：①关节做短暂的局部热浴后擦干。②手（包括腕）或足（包括踝）在石蜡中蘸6次。③用塑料袋或玻璃纸盖上，再盖上干毛巾。如果是手或足，可用袜子或手套。如需要可将加热垫（低功率）放在石蜡包裹的关节上。④10分钟后去掉以上包裹，并开始按摩。

2.2.5　技术五　对局限性剧痛进行冷敷

1）持续时间和频率：在疼痛关节及其周围用冰按摩5～8分钟，冰包裹持续10分钟或用冰敷20分钟，在做按摩时进行此治疗。

2）操作步骤：①围绕关节做5～8分钟冰按摩，用冰包裹10分钟，或冷敷20分钟。②擦干后做按摩。

3 风湿性关节炎

3.1 风湿性关节炎的概述

3.1.1 风湿性关节炎的概念

风湿性关节炎是一种常见的急性或慢性结缔组织炎症，可反复发作并累及心脏。临床以关节和肌肉游走性酸楚、重着、疼痛为特征，属变态反应性疾病，是风湿热的主要表现之一，多以急性发热及关节疼痛起病。中医称之为风湿痹。

3.1.2 风湿性关节炎的病因病理

（1）西医病因病理

风湿性关节炎的病因尚未完全明了。根据症状、流行病学及免疫学的资料分析，认为与人体溶血性链球菌感染密切相关，目前注意到病毒感染与本病也有一定关系。

风湿性关节炎在医学上是指关节及其周围软组织不明原因的慢性疼痛。风湿性疾病则指一大类病因各不相同但共同点为累及关节及周围软组织，包括肌肉、韧带、滑囊、筋膜的疾病。其关节病变除疼痛外尚伴有肿胀和活动障碍，呈发作与缓解交替的慢性病程。由于患者的血液循环不通畅，导致肌肉或者组织所需要的营养无法通过血液循环来输送，致使患者肌肉缺少营养而加速老化变得僵硬，严重的会导致患者肌肉和血管萎缩，部分患者可出现关节致残和内脏功能衰竭。

（2）中医病因病机

A. 正气不足：是痹病的内在因素和病变的基础。体虚腠理空疏，营卫不固，为感邪创造了条件，故《诸病源候论·风病》说："由血气虚，则受风湿。"《济生方·痹》也说："皆因体虚，腠理空疏，受风寒湿气而成痹也。"正气不足，无力驱邪外出，病邪稽留而病势缠绵。

B. 外邪入侵：外邪有风寒湿邪和风湿热邪两大类。外感风寒湿邪，多因居处潮湿，涉水冒雨，或睡卧当风，或冒雾露，气候变化，冷热交错等原因，以致风寒湿邪乘虚侵袭人体所致。正如《素问·痹论》说："风寒湿三气杂至，合而为痹也。"感受风湿热邪，可因工作于湿热环境所致，如农田作业、野外施工、处于天暑地蒸之中，或处于较高湿度和温度的作坊、车间、实验室里，风湿热之邪乘虚而入。亦可因阳热之体、阴虚之躯，素有内热，复感风寒湿邪，邪从热化，或因风寒湿郁久化热，而为风湿热之邪。

风、寒、湿、热之邪往往相互为虐，方能成病。风为阳邪开发腠理，又具穿透之力、寒借此力内犯，风又借寒凝之积，使邪附病位，而成伤人致病之基。湿邪借风邪的疏泄之力、寒邪的收引之能，而入侵筋骨肌肉，风寒又借湿邪之性，黏着、胶固于肢体而不去。风、热均为阳邪，风胜则化热，热胜则生风，狼狈相因，开泄腠理而让湿入，又因湿而胶固不解。

风、寒、湿、热病邪留注肌肉、筋骨、关节，造成经络壅塞，气血运行不畅。肢体筋脉拘急、失养为本病的基本病机。但风寒湿热病邪为患，各有侧重，风邪甚者，病邪流窜，病变游走不定；寒邪甚者，肃杀阳气，疼痛剧烈；湿邪甚者，黏着凝固，病变沉着不移；热邪甚者，煎灼阴液，热痛而红肿。

3.1.3 风湿性关节炎的临床表现

风湿性关节炎是风湿热的一种表现。风湿热是由 A 组乙型溶血性链球菌感染所致的全身变态反应性疾病，病初起时常有丹毒等感染病史。风湿热起病急，且多见于青少年。风湿性关节炎可侵犯心脏，引起风湿性心脏病，并有发热、皮下结节和皮疹等表现。风湿性关节炎有两个特点：一是关节红、肿、热、痛明显，不能活动，发病部位常常是膝、髋、踝等下肢大关节，其次是肩、肘、腕关节，手足的小关节少见；二是疼痛游走不定，一段时间是这个关节发作，一段时间是那个关节不适，但疼痛持续时间不长，几天就可消退。血化验血沉加快，抗"O"滴度升高，类风湿因子阴性。治愈后很少复发，关节不留畸形，有的患者可遗留心脏病变。

1）疼痛：关节疼痛是风湿病最常见的症状，全身关节都有可能发生疼痛，且有可能引起内脏和神经系统的病变。

2）肌肉疼痛：肌肉也会出现疼痛症状，而且还可能出现肌无力、肌酶升高、肌源性损害等，如系统性红斑狼疮、混合性结缔组织病、皮肌炎等。

3）不规律性发热：风湿出现之前会出现不规则的发热现象，不会出现寒战，用抗生素治疗无效，同时还会出现血沉加快，如系统性红斑狼疮、急性嗜中性发热性皮病、成人斯帝尔病、脂膜炎等均可以发热为首发症状。

4）皮肤黏膜症状：皮肌炎、干燥综合征、白塞病、脂膜炎等会出现皮疹、口腔溃疡、皮肤溃疡、网状青紫、眼部症状等。

5）雷诺征：指端在遇冷或情绪变化时会发白，然后转变成紫色，最后转变成红色并伴有麻木、疼痛和严重的皮肤溃疡，可见于类风湿关节炎、系统性红斑狼疮、混合性结缔组织病。

6）自身抗体血液指标异常：异常的指标为，抗 ENA 抗体、抗 ds-DNA 抗体、抗血小板抗体、抗核抗体、抗心磷脂抗体、类风湿因子等。

3.1.4 风湿性关节炎的诊断标准

（1）西医诊断标准

急性风湿关节炎：①全身表现。身体困重，发热（38℃以上），出汗，心悸。②关节表现。四肢或大关节出现红、肿、热、痛，均局限在大关节或呈游走发作。肿胀的关节在急性炎症过后可消失。③心脏病变。约一半以上患者可伴有心肌炎、心内膜炎和心包炎，心电图可发现有改变（期前收缩、心房纤颤、传导阻滞、PR 间期延长、心律不齐等）。④皮肤发斑。青年患者常伴有环形红斑、结节性红斑和皮下小结，以四肢内侧、躯干为常见。

慢性风湿关节炎：①患者多有急性风湿关节炎史或不典型的风湿热史。②关节表现。关节酸痛，反复发作，与天气变化有关，有的患者四肢出现暗红色斑疹。③实验室检查。血沉（ESR）一般增快，男 >10mm/h，女 >20mm/h。抗"O"（ASO）阳性。④X 线检查。受累关节仅见软组织肿胀，无骨质改变。

（2）中医诊断标准

风湿痹由于风寒湿热等外邪入侵，闭阻经络关节，气血运行不畅，以全身关节呈游走性红、肿、重着、疼痛为主要临床表现。其常指西医的风湿性关节炎。

1）中医疾病诊断依据：①以四肢大关节走窜疼痛为主，伴重着、酸楚、麻木、关节屈伸不利，多有恶寒、发热等症。②病前多有咽痛乳蛾史，或涉水淋雨、久居湿地史。③部分患者可有低热、四肢环形红斑或结节性红斑。心脏常受累。④血沉增快，抗"O"大于 500U。

2）证候分类：①行痹（风邪偏胜）：肢体关节肌肉疼痛，游走不定，屈伸不利，或见恶风发热等。舌苔薄白，脉浮。②痛痹（寒邪偏胜）：肢体关节疼痛较剧，遇寒加重，得热痛减，昼轻夜重，关节不能屈伸，痛处不红，触之不热。苔白滑，脉弦紧。③着痹（湿邪偏胜）：肢体关节重着酸痛，痛处固定，下肢为甚，或有肿胀、肌肤麻木，天气阴雨加重。舌苔白腻，脉濡缓。④热痹（热邪偏胜）：起病急骤，关节疼痛，局部红肿灼热，痛不可触，屈伸不利，得冷稍舒，多伴发热、恶风、多汗、心烦口渴。舌红苔黄，脉滑数。⑤虚痹（气血两虚）：病程日久，反复不愈，关节疼痛，时轻时重。面黄无华，心悸自汗，头晕乏力。舌质淡、苔薄白，脉濡。

3.2 水疗技术在风湿性关节炎中的临床应用

3.2.1 技术一 矿泉排毒疗法

1）疗法：温泉浴疗。

2）用法：患者可选择硫黄泉或酸性泉进行温泉浴疗：每日 2 次，每次 30 ~ 50 分钟。先浸浴双腿，再浸泡臀腹部，逐渐适应后，浸泡胸腰部及全身。该疗法以浸泡为主，泡至浑身发热、皮肤发红、大汗淋漓、各关节部位有轻松感为宜。每个疗程为 5 ~ 7 天，连续 2 ~ 3 个疗程有良效。

3）功效：活血通络，祛风排毒；适用于风湿性关节炎。

4）备注：进行矿泉排毒疗法时期可配合茶水排毒疗法，这样可以提高疗效。

3.2.2 技术二 茶水排毒疗法

（1）配方一

1）原料：开水 1000ml，茶叶 2g，枸骨叶 5g。

2）制法：将茶叶、枸骨叶放入茶杯内，倒入开水，加盖浸泡 8 ~ 10 分钟，即成。

3）用法：每日 1 剂，数次冲泡，当茶饮用。

4）功效：祛风活血，利湿排毒；适用于风湿性关节炎、风湿痹痛等。

（2）配方二

1）原料：清水 1000ml，茶叶 1g，川木瓜 12g，仙灵脾 15g，甘草 9g。

2）制法：将川木瓜、仙灵脾、甘草放入锅内，倒入清水，用文火煎沸片刻，再冲泡茶叶，即成。

3）用法：每日 1 剂，分 2 次水煎冲泡，当茶饮用。

4）功效：祛风除湿，通络止痛；适用于风湿性关节炎、四肢麻木等。

（3）配方三

1）原料：清水 1000ml，茶叶 1g，刀豆壳 15g，丝瓜藤 30g，韭菜子 9g。

2）制法：先将刀豆壳、丝瓜藤、韭菜子放入锅内，倒入清水，用文火煎沸 8 ~ 10 分钟，再冲泡茶叶，即成。

3）用法：每日 1 剂，分 2 次水煎冲泡饮用。

4）功效：祛风通络，排毒止痛；适用于风湿性关节炎及风湿性腰痛。

（4）配方四

1）原料：清水 1000ml，茶叶 1g，杜仲 12g，五加皮 9g，川木瓜 9g。

2）制法：先将杜仲、五加皮、川木瓜切碎，放入锅内，倒入清水，用文火煎沸 15 分钟，再冲泡茶叶，即成。

3）用法：每日 1 剂，分 2 次水煎冲泡，当茶服用。

4）功效：祛风除湿，排毒蠲痹；适用于风湿性关节炎。

（5）配方五

1）原料：清水 1000ml，茶叶 2g，芝麻叶 30g。

2）制法：先将芝麻叶放入锅内，倒入清水，用大火煎沸片刻，再冲泡茶叶，即成。

3）用法：每日 1 剂，数次水煎冲泡，当茶饮用。

4）功效：祛风湿，排内毒，止疼痛；适用于关节酸痛、慢性关节炎。

5）备注：常服可预防风湿性关节炎复发。

3.2.3 技术三　水浸排毒疗法

（1）配方一

1）原料：清水一大盆，葱根、大蒜、花椒各适量（用量视病情轻重而定）。

2）用法：先将葱根、大蒜、花椒捣烂，再放入盆内，倒入清水，用大火煎沸片刻，趁热洗浸患处。每日 2~3 次，连用 5~7 天为 1 个疗程。一般 3~5 个疗程有良效。

3）功效：祛风湿，活血脉，排内毒，止疼痛；适用于风湿性关节炎、关节酸痛等。

4）备注：洗浸时要注意水温，以不烫伤皮肤为度。

（2）配方二

1）原料：清水一大盆，防己、防风、白芷、秦艽、伸筋草各 6g，川木瓜 9g。

2）用法：先将防己、防风、白芷、秦艽、伸筋草、川木瓜切成小块，装入纱布袋内扎紧，放入盆内，倒入清水，用大火煎沸片刻，趁热浸洗患处，以不烫伤皮肤为度。每日 2 次，每次 25~30 分钟，连用 10~15 天为 1 个疗程。一般 2~3 个疗程有效。

3）功效：活血舒筋，祛风散寒；适用于风湿性关节炎和关节酸痛、麻木及活动障碍等。

（3）配方三

1）原料：热水一大浴缸，香茅 500g。

2）用法：先将香茅放入大锅内，倒入清水，用大火煮沸 10~15 分钟，倒入浴缸内，再加入热水，一般水温为 40~43℃ 时患者可进入浴缸内浸泡，浸泡至全身发热、发汗、关节轻松为宜，每日 1~2 次，每次 20~30 分钟，连续 10~15 天为 1 个疗程。一般 2~3 个疗程可获良效。

3）功效：活血舒筋，排毒蠲痹；适用于风湿性关节炎、周身关节疼痛等。

3.2.4 技术四 游泳排毒疗法

(1) 分类 自由泳、蛙泳、蝶泳。

(2) 方法 患者可以选择自由泳、蛙泳、蝶泳进行游泳疗法，从夏天开始，每日游泳1小时，坚持锻炼2~3个月。

(3) 功效 强壮骨骼，排毒强体，防治疾病；适用于风湿性关节炎。

3.2.5 技术五 湿敷排毒疗法

(1) 配方一

1）原料：清水300ml，辣椒25g，生姜25g，大蒜25g，葱白25g，毛巾1块。

2）用法：先将辣椒、生姜、大蒜、葱白捣烂，装入纱布袋内扎牢，放入锅内，倒入清水，用文火煎沸片刻，取出纱布袋。放入毛巾浸湿，略为拧干，趁热敷于患处，每次25~30分钟，每日2次，连敷5~7天为1个疗程，一般2~3个疗程可获疗效。

3）功效：祛风利湿，活血通络；适用于风湿性关节炎遇阴雨天发作及加重者。

4）备注：注意保持水温，当心药液进入眼鼻口。

(2) 配方二

1）原料：清水1500ml，木瓜25g，马头20g，干姜60g，干辣椒30g，毛巾1块。

2）用法：将木瓜、马头、干姜、干辣椒放入锅内，倒入清水，煮沸半小时。趁热把毛巾浸入，拧至半干，敷于关节酸痛处，每次15~25分钟，每日2次，连续5~7天。

3）功效：温经散寒，排毒止痛；适用于风湿性关节炎和屈伸不利及遇寒痛甚者。

4 类风湿关节炎

4.1 类风湿关节炎概述

4.1.1 类风湿关节炎的概念

类风湿关节炎是一种以慢性侵蚀性关节炎为特征的全身性自身免疫病。类风湿关节炎的病变特点为滑膜炎及由此造成的关节软骨和骨质破坏,最终导致关节畸形。

4.1.2 类风湿关节炎的病因病理

(1) 西医病因病理

1) 病因:类风湿关节炎的发病原因尚不明确,一般认为与遗传、环境、感染等因素密切相关。

遗传因素:类风湿关节炎患者 1 级亲属中患病的风险较普通人群高 1.5 倍。孪生子研究结果显示,与类风湿关节炎相关的各种因素中,遗传因素占 50% ~ 60%。与类风湿关节炎发病相关的易感基因包括 *HLA - DR*、*PADI* 4 和 *PTPN* 22 等。

感染因素:某些病毒和细菌感染可能作为始动因子,启动携带易感基因的个体发生免疫反应,进而导致类风湿关节炎的发病。与类风湿关节炎发病相关的病原体包括 EB 病毒、细小病毒 B19、流感病毒及结核分枝杆菌等。

性激素:类风湿关节炎发病率男女之比为 1 : (2~4),提示性激素可能参与发病。另外,女性类风湿关节炎患者在怀孕期内病情可减轻,分娩后 1~3 个月易复发,提示孕激素水平下降或雌-孕激素失调可能与类风湿关节炎的发病有关。

其他因素:吸烟、寒冷、外伤及精神刺激等因素可能与类风湿关节炎的发生有关。

2) 病理:类风湿关节炎的主要病理改变为滑膜炎,表现为滑膜增生和炎性细胞浸润。类风湿关节炎的滑膜改变可分为炎症期、血管翳形成期和纤维化期。血管翳形成是类风湿关节炎滑膜的重要病理特征,在类风湿关节炎软骨和骨破坏过程中发挥重要作用。关节外表现的主要病理基础为血管炎。类风湿结节是其特征性表现，结节中心为类纤维素样坏死组织，周围有"栅状"排列的组织细胞、成纤维细胞及巨噬细胞等。

（2）中医病因病机

类风湿关节炎属于中医"痹证"范畴，历代医家将其称为历节、顽痹、鹤膝风、痹等。《素问·痹论》中指出"风寒湿三气杂至，合而为痹也""荣者，水谷之精气也……卫者，水谷之悍气也……逆其气则病，从其气则愈，不与风寒湿气合，故不为痹"。可见感受风、寒、湿等致病外邪是类风湿关节炎发生的外因。《金匮要略·中风历节病脉证论治》曰："寸口脉沉而弱，沉即主骨，弱即主筋，沉即为肾，弱即为肝……故曰历节。"素体本虚，气血不足，肝肾亏损，卫外不固，是引起类风湿关节炎的内因。正气亏于内，外邪方可乘虚而入，袭聚经隧，气血为邪所阻，壅滞经脉，闭塞不通；痹证日久，气血津液耗伤，瘀血痰浊与邪毒胶结难解，深入骨骼，致使类风湿关节炎缠绵难愈。

该病初期以邪（风、寒、湿、热、瘀）实为主，外邪入侵机体，正气奋起抗邪，邪正相争，斗争剧烈，表现为关节明显肿胀，剧烈疼痛。中期则虚实夹杂，正气渐衰，气血为邪所阻，运行不畅，或脏腑功能失调，多为脾胃运化失职，水湿内生，内外合邪，蕴结日久，瘀血痰浊等病理产物形成，随经流虚，进一步痹阻经络，而出现关节肿痛僵硬，其痛如掣，屈伸不利。后期正虚邪恋，寒热错杂，肝肾精亏，气血已耗，筋脉失养，加之余邪未尽，致使本病经久不愈，骨节畸形，筋缩肉痿不用。

4.1.3 类风湿关节炎的临床表现

类风湿关节炎的临床表现多样，多数为缓慢隐匿起病，少数急性起病，发作与缓解交替出现。

1）关节表现：类风湿关节炎受累关节的症状表现为对称性、持续性关节肿胀和疼痛，常伴有晨僵。受累关节以近端指间关节、掌指关节、腕、肘和足趾关节最为多见；同时，颈椎、颞颌关节、胸锁和肩锁关节也可受累。中、晚期的患者可出现手指的"天鹅颈"及"钮扣花"样畸形，关节强直和掌指关节半脱位，表现为掌指关节向尺侧偏斜。

2）关节外表现：①类风湿结节：多见于关节突起部及经常受压处，无明显压痛，不易活动。类风湿结节也可发生在内脏、心包表面、心内膜、中枢神经系统、肺组织及巩膜等。②血管炎：可影响各类血管，以中、小动脉受累多见，可表现为指端坏疽、皮肤溃疡、外周神经病变、巩膜炎等。③心脏：心包炎、非特异性心瓣膜炎、心肌炎。④胸膜和肺：胸膜炎、肺间质纤维化、肺类风湿结节、肺动脉高压。⑤肾：膜性及系膜增生性肾小球肾炎、间质性肾炎、局灶性肾小球硬化、增殖性肾炎、IgA肾病及淀粉样变性等。⑥神经系统：感觉型周围神经病、混合型周围神经病、多发性单神经炎及嵌压性周围神经病。⑦造血系统：类风湿关节炎患者可出现正细胞正色素性贫血，疾病活动期血小板升高。

4.1.4　类风湿关节炎临床诊断

（1）西医诊断
1）症状：以小关节为主，多为多发性关节肿痛或小关节对称性肿痛（单发者须认真与其他鉴别，关节症状至少持续6周以上），晨僵。

2）体征：受累关节肿胀压痛，活动功能受限，或畸形，或强直，部分病例可有皮下结节。

3）实验室检查：RF（类风湿因子）阳性，ESR（血沉）多增快。

4）X线检查：重点受累关节具有典型类风湿关节炎X线表现。

5）对具备上述症状及体征的患者，或兼有RF阳性，或兼有典型X线表现者均可诊断。

（2）中医诊断
西医学诊断为类风湿关节炎，可大致归属于中医学"尪痹"范畴。

1）中医疾病诊断依据

初起小关节多呈对称性疼痛肿胀，多发于指关节或背脊，晨僵，活动不利。

起病缓慢，反复迁延不愈，逐渐形体消瘦，常因感受风寒湿邪而反复发作。

病久受累关节呈梭形肿胀，压痛拒按，活动时疼痛。后期关节变形僵直，表面光滑，周围肌肉萎缩。少数病例有皮下结节。

类风湿因子阳性，发作期血沉可增快。X线可见骨质疏松改变或关节骨面侵蚀呈半脱位或脱位，骨性强直和关节面融合等。

2）证候分类

风寒湿阻证：关节肿痛，屈伸不利，或疼痛游走不定，自汗恶风，或痛有定处，得温痛减，遇寒痛增，或酸楚沉重，麻木不仁，苔白，脉弦紧或濡或浮。

热邪阻痹证：关节红肿热痛，得冷稍舒，痛不可触，多兼有发热、恶风、口渴、烦闷不安等全身症状，苔黄燥，脉滑数。

痰瘀互结证：关节漫肿，僵硬变形，活动不便，痛有定处，或痛如针刺，口燥，舌质紫暗、苔腻，脉涩或弦或滑。

肝肾亏虚证：病程较长，关节屈伸不利，或麻木不仁，腰膝酸痛，头晕耳鸣，舌质淡、苔白，脉细弱。

阴虚内热证：关节酸痛，屈伸不利，形体消瘦，潮热盗汗，口干欲饮，小便短黄，大便干结，皮肤干燥，舌红少津，脉细数。

肾阳虚证：关节肿大，僵硬冷痛，恶寒，四肢厥冷，小便清长，舌质淡、苔白，脉沉迟。

阴阳两虚证：关节肿大，僵硬疼痛，畏冷肢凉，眩晕耳鸣，体瘦神疲，五心烦热，腰脊酸软，舌淡少津，脉弱而数。

4.2　水疗技术在类风湿关节炎中的临床应用

4.2.1　技术一　石蜡浴治疗疼痛或僵硬的关节

1）持续时间和频率：按摩前或按摩时做 20 分钟。患者在家中治疗时，可每天做 1 次。

2）操作步骤：①局部热浴要治疗的关节，后擦干。②将此关节在石蜡中蘸 6 次。③用塑料袋或玻璃纸盖上，再盖上毛巾。如果是手或足，可用袜子或手套。如需要可将加热垫（低功率）放在石蜡包裹的关节上。④10 分钟后去掉以上包裹，开始做按摩。

4.2.2　技术二　湿热敷布治疗特定关节

1）持续时间和频率：在按摩前做 20 分钟。患者在家中治疗时，可每天做 2～3 次。

2）特别说明：可同时进行一个以上关节的治疗，也可进行热罨。

3）操作步骤：①根据关节的大小，用适当的毛巾（由温水中取出并拧干）包住关节。②用塑料膜包住热毛巾。③在塑料膜外放置加热器（低功率）。④20 分钟后，去掉敷布，开始按摩。

4.2.3　技术三　冷热交替浴治疗疼痛的关节

1）特别说明：①关节在水中做轻柔、无痛的功能活动，可促进血液循环并改善关节活动范围。②如果可能，对侧的关节也做同样的处理，也就是如果右手疼痛，应把双手均放在水里。

2）持续时间和频率：在按摩前做 15 分钟的冷热交替浴。患者在家中治疗时，每天可做 2～3 次。

3）操作步骤：①在两个木桶或浴盆内分别注入 37.2～43.3℃和 10～18.3℃ 的水。②让患者把疼痛的关节在热水中放 3 分钟。③让患者把疼痛的关节在凉水中放 30 秒钟。④重复步骤②、③三次，共做 4 轮。⑤从水中移出关节，擦干。

4.2.4 技术四 对特定的关节进行冰按摩以缓解疼痛

1）持续时间和频率：在按摩前做 20 分钟。

2）操作步骤：①在关节周围做冰按摩 5 分钟。②在疼痛关节周围做手工按摩或在身体其他部位做手工按摩 5 分钟。③重复步骤①，②三次以上，总共做 20 分钟冰按摩。④擦干皮肤，开始按摩。

4.2.5 技术五 矿泉排毒疗法

1）疗法：温泉浴疗。

2）用法：患者可选择硫黄泉、放射能泉进行温泉浴疗，每次治疗 30～50 分钟。先取局部浴疗法，可将腿、臀、小腹部位在温泉内泡浴片刻，待身体逐渐适应后，再进行全身浴疗，以浑身发热、皮肤发红、大汗淋漓、全身关节有轻松感为宜。每日 1～2 次，连续 7～10 天为 1 个疗程，一般 3～5 个疗程可获疗效。

3）功效：活血通络，排毒强体，防治疾病；适用于类风湿关节炎。

4）备注：患者进行矿泉排毒浴疗时，最好配合其他治疗方法，这样有利于机体康复。

4.2.6 技术六 茶水排毒疗法

（1）配方一

1）原料：清水 1000ml，茶叶 1g，干姜 6g，白芥子 6g，芦根 30g。

2）制法：先将干姜、白芥子、芦根放入锅内，倒入清水，用文火煎沸 8～10 分钟，再冲泡茶叶，即可服用。

3）用法：每日 1 剂，分 2 次水煎冲泡。当茶饮用。

4）功效：消炎除湿，活络排毒；适用于类风湿关节炎。

（2）配方二

1）原料：清水 1000ml，细茶叶 2g，川芎 10g，独活 12g，杜仲 12g。

2）制法：先将川芎、独活、杜仲放入锅内，倒入清水，用文火煎沸至 500ml，再冲泡细茶叶，即可服用。

3）用法：每日 1 剂，分 2 次水煎冲泡，当茶服用。

4）功效：祛风排毒，除湿活络；适用于类风湿关节炎。

（3）配方三

1）原料：清水 1000ml，红茶 3g，川木瓜 15g，细辛 5g，干姜 9g，丹参 12g。

2）制法：先将川木瓜、细辛、干姜、丹参放入锅内，倒入清水，用文火煎沸至 500ml，再冲泡红茶，即可。

3）用法：每日 1 剂，分 2 次水煎冲泡，当茶服用。

4）功效：祛风湿，活经络，排内毒，䐌痹证；适用于类风湿关节炎。

(4) 配方四

1）原料：清水 1000ml，茶叶 2g，寻骨风 30g，无刺根 30g。

2）制法：将寻骨风、无刺根放入锅内，倒入清水，用文火煎沸至 500ml，再冲泡茶叶，即成。

3）用法：每日 1 剂，分 2 次水煎冲泡，当茶饮用。

4）功效：通络解毒，散风止痛；适用于类风湿关节炎。

(5) 配方五

1）原料：清水 1500ml，茶叶 1g，黄芪 30g，当归 30g，防风 5g，川牛膝 30g。

2）制法：先将黄芪、当归、防风、川牛膝放入锅内，倒入清水，用文火煎沸至 500ml，再冲泡茶叶，即成。

3）用法：每日 1 剂，分 2 次水煎冲泡饮用，连服 7 ~ 10 天为 1 个疗程，一般连服 2 ~ 3 个疗程，有良好疗效。

4）功效：养血祛风，活络排毒；适用于类风湿关节炎和年久不愈、关节麻木疼痛者。

4.2.7 技术七 沭浴排毒疗法

1）原料：热水一大浴缸。

2）用法：将热水放入浴缸内，一般水温在 40 ~ 43℃。全身浸入热水中，泡浴至周身发热、大汗淋漓、关节松软为宜。每日 1 ~ 2 次，每次 30 ~ 50 分钟，连续 8 ~ 10 天为 1 个疗程，一般 3 ~ 5 个疗程可获疗效。

3）功效：活血脉，祛风湿，排内毒，止疼痛；适用于类风湿关节炎。

4.2.8 技术八 水浸排毒疗法

(1) 配方一

1）原料：热水一大浴缸，鲜辣蓼 500g。

2）用法：先将辣蓼放入盆内，倒入适量清水，用大火煎沸 8 ~ 10 分钟，倒入浴缸内，再加入热水；一般水温保持在 42 ~ 43℃；患者进入浴缸内浸泡，泡至周身发热、大汗淋漓、关节轻松为宜，要边泡边活动关节。每次 30 ~ 50 分钟，每日 1 ~ 2 次，连续 8 ~ 10 天为 1 个疗程，一般 3 ~ 5 个疗程可获良疗。

3）功效：舒筋活血，通络排毒；适用于类风湿关节炎初期。

(2) 配方二

1）原料：热水一大浴缸，凤仙花、苍耳子各 50g。

2）制法：先将凤仙花、苍耳子放入盆内，倒入适量清水，用大火煮沸 8 ~ 10 分钟，过滤取汁，倒入浴缸，加入热水使水温达到 42 ~ 43℃。患者泡入水中，边泡边活动关节，浸泡至全身发热、大汗淋漓、关节舒适为宜。每日 1 ~ 2 次，每次 20 ~ 30 分钟，连续 15 ~ 20 天为 1 个疗程，一般 2 ~ 3 个疗程有疗效。

3）功效：祛风活血，排毒蠲痹；适用于类风湿关节炎初期。

4.2.9 技术九 湿敷排毒疗法

（1）配方一

1）原料：清水 1500ml，花椒 30g，干红辣椒 30 枚，毛巾 1 块。

2）制法：先将花椒、干红辣椒放入盆内，倒入清水，用大火煮沸 10 ~ 15 分钟，趁热放入毛巾浸湿，拧至半干，敷于关节患处。每次 20 ~ 30 分钟，至关节发热、出汗为佳。每日 2 次，连敷 8 ~ 10 天为 1 个疗程，一般 3 ~ 5 个疗程有疗效。

3）功效：活血通络，行气止痛；适用于类风湿关节炎。

4）备注：花椒可连用 4 次，干辣椒必须每次更换。

（2）配方二

1）原料：清水 2000ml，老姜 100g，钻地风 30g，葱白 60g，食醋 500ml。

2）用法：先将老姜、钻地风、葱白切碎，放入纱布袋内扎紧袋口，放入盆内，倒入清水，用大火煮沸至 1000ml，加入食醋再煮一下，即可。趁热放入毛巾浸湿，拧至半干，敷于患处，边敷边活动关节，至关节舒适、发红、出汗为佳。每次 20 ~ 30 分钟，每日 2 次，连敷 15 ~ 20 天为 1 个疗程，一般 2 ~ 3 个疗程即有疗效。

3）功效：通络活血，利湿排毒；适用于类风湿关节炎。

4）备注：药液可连用 2 天。

5　痛风

5.1　痛风的概述

5.1.1　痛风的概念

痛风是由单钠尿酸盐（MSU）沉积所致的晶体相关性关节病，与嘌呤代谢紊乱和（或）尿酸排泄减少所致的高尿酸血症直接相关，特指急性特征性关节炎和慢性痛风石疾病，主要包括急性发作性关节炎、痛风石形成、痛风石性慢性关节炎、尿酸盐肾病和尿酸性尿路结石，重者可出现关节残疾和肾功能不全。痛风常伴腹型肥胖、高脂血症、高血压、2型糖尿病及心血管病等表现。

5.1.2　痛风的病因病机

（1）西医病因病理

1）病因：血液中尿酸长期增高是痛风发生的关键原因。人体尿酸主要来源于两个方面：①人体细胞内蛋白质分解代谢产生的核酸和其他嘌呤类化合物，经一些酶的作用而生成内源性尿酸。②食物中所含的嘌呤类化合物、核酸及核蛋白成分，经过消化与吸收后，经一些酶的作用生成外源性尿酸。

若血液中的尿酸长期过高，尿酸将以尿酸盐的形式沉积在关节、皮下组织及肾脏等部位，引起关节炎、皮下痛风结石、肾脏结石或痛风性肾病等一系列临床表现。

本病为外周关节的复发性急性或慢性关节炎，是因过饱和高尿酸血症体液中的单钠尿酸盐结晶在关节、肌腱内及其周围沉积所致。

痛风患者男女发病比例为20∶1，女性痛风发病率低的主要原因是：女性体内雌激素能促进尿酸排泄，并有抑制关节炎发作的作用。

2）病理：在人类血液中，98%的尿酸以钠盐形式存在，在体温37℃、体液pH 7.4的生理条件下，尿酸溶解度约为6.4mg/dl，加上与血浆蛋白结合的0.4mg/dl，尿酸在血液中的饱和度约为7.0mg/dl，超过此值，呈过饱和状态的血尿酸就会结晶沉积于关节内外组织和肾脏等器官，引起急性炎症和慢性损伤。

（2）中医病因病机

1）病因：中医认为本病的发生可分为外因和内因两个方面。

A. 外因风、寒、湿、热之邪侵袭人体，痹阻经络。

风寒湿邪侵袭人体：居处或劳动环境寒冷潮湿，或涉水淋雨，或长期水下作业，或气候剧变等原因以致风寒湿邪侵袭人体而发病。

风湿热邪侵袭人体：外感风热，与湿相并，导致风湿热合邪为患；或风寒湿邪侵袭人体，郁而化热，痹阻经络、关节而发病。

B. 内因正气不足或劳倦过度。

劳逸不当：劳倦过度，耗伤正气，或汗出当风，外邪乘虚而入，以致经络阻滞，气血运行不畅而成痹证。

体质亏虚：素体虚弱，或病后等气血不足、腠理空虚、卫气不固外邪乘虚而入。痹证日久不愈，血脉瘀阻，津聚痰凝，由经络及脏腑，导致脏腑痹。

2) 病机：本病主要病机为外邪阻滞经络，气血运行不畅，以致关节、肌肉疼痛、麻木、重着、屈伸不利而形成痹证。由于感受外邪的性质不同，或有偏胜，临床表现亦不同，风邪偏胜者为行痹，风邪善行而数变，故关节疼痛游走不定；寒邪偏胜者为痛痹，寒主收引，其性凝滞，故关节疼痛有定处；湿邪偏胜者为着痹，湿性重着黏腻，故关节肌肉麻木重着肿胀；热偏胜者为热痹，经络蓄热，故见关节红肿灼热，痛不可近。

5.1.3 痛风的临床表现

1) 无症状期：仅有波动性或持续性高尿酸症，从尿酸增高至症状出现的时间可长达数年至数十年，有些可终身不出现症状，但随着年龄增长痛风的患病率增加，并与高尿酸血症的水平和持续时间有关。

2) 急性关节炎期：①多在午夜或清晨突然起病，多呈剧痛，数小时内出现受累关节的红肿热痛和功能障碍，单侧踇趾及第一跖趾关节最常见，其余依次为踝、膝、腕、指、肘；②秋水仙素治疗后，关节炎症可迅速缓解；③发热；④初次发作常呈自限性，数日内自行缓解，此时受累关节局部皮肤出现脱屑和瘙痒，为本病的特有表现；⑤可伴高尿酸血症，但部分患者急性发作时血尿酸水平正常；⑥关节腔滑囊液偏振光显微镜检查可见双遮光的针形尿酸结晶是本病的诊断依据。受寒、劳累、饮酒、高蛋白嘌呤饮食及外伤、手术、感染等均为常见的发病诱因。

3) 痛风石及慢性关节炎期：表现为关节肿胀、僵硬、畸形及周围组织的纤维化和变形，严重时患处皮肤发亮、菲薄，破溃则有豆渣样的白色物质排出。

4) 肾脏病变：①痛风性肾病。起病隐匿，早起仅有间歇性蛋白尿，随着病情的发展而呈持续性，伴有肾浓缩性功能受损时夜尿增多，晚期可发生肾功能不全，表现为水肿、高血压、血尿素氮和肌酐升高。少数患者表现为急性肾衰竭，出现少尿或无尿，最初 24 小时尿酸排出增加。②尿酸性结石病。10% ~ 20% 的痛风患者肾有尿酸结石，呈泥沙样，常无症状，结石较大者可发生肾绞痛、血尿，当结石引起梗阻时导致肾积水、肾盂肾炎、肾积脓或肾周围炎，感染可加速结石的增长和肾实质的损害。

5.1.4 痛风的临床诊断

(1) 西医诊断

目前，西医采用美国风湿病协会于 1997 年制订的痛风诊断标准，包括以下 9 条：①急性关节炎发作 1 次以上，在 1 日内即达到发作高峰。②急性关节炎局限于个别关节。③整个关节呈暗红色。④第一趾关节肿痛。⑤单侧趾关节炎急性发作。⑥有痛风石。⑦高尿酸血症。⑧非对称性关节肿痛。⑨发作可自行终止。

凡具备该标准 3 条以上，并可除外继发性痛风者，即可确诊。

(2) 中医诊断

1) 中医疾病诊断依据：痛风系由湿浊瘀阻、留滞关节经络，气血不畅所致。以趾、指等关节红肿疼痛或伴发热等为主要临床表现。本病主要采用国家中医药管理局发布的《中医病证诊断疗效标准》中的 "痛风" 的疾病诊断依据。

A. 多为单个趾关节卒然红肿疼痛，逐渐痛剧如虎咬，昼轻夜甚，反复发作。可伴发热、头痛等症。

B. 本病多见于中老年男子，可有痛风家族史。常因劳累、暴饮暴食、高嘌呤饮食、饮酒及外感风寒等诱发。

C. 初起可单关节发病，以第一趾关节为多见，继则足踝、跟、手指和其他小关节，出现红、肿、热、痛，甚则关节腔可有渗液。反复发作后，可伴有关节周围和耳郭、耳轮以及趾、指骨间出现 "块" 痛风石。

D. 血尿酸、尿尿酸增高。发作期白细胞总数可升高。

E. 必要时做肾 B 超扫描、尿常规、肾功能等检查，以了解痛风后肾的病变情况。X 线检查可示软骨缘邻近关节的骨质有不整齐的穿凿样圆形缺损。

2) 证候分类

A. 湿热蕴结证：下肢小关节卒然红肿疼痛，拒按，触之局部灼热，得凉则舒，伴有发热口渴，心烦不安，溲黄，舌红、苔黄腻，脉滑数。

B. 瘀热阻滞证：关节红肿刺痛，局部肿胀变形，屈伸不利，肌肤色紫暗，按之稍硬，病灶周围或有块垒硬结，肌肤干燥，皮色暗鬄。舌质紫暗或有瘀斑，苔薄黄，脉细涩或沉弦。

C. 痰浊阻滞证：关节肿胀，甚则关节周围水肿，局部酸麻疼痛，或见块垒硬结不红，伴有目眩、面浮足肿、胸脘痞满。舌胖质紫暗、苔白腻，脉弦或弦滑。

　　D. 肝肾阴虚证：病久屡发，关节痛如虎咬，局部关节变形，昼轻夜甚，肌肤麻木不仁，步履艰难，筋脉拘急，屈伸不利，头晕耳鸣，颧红口干。舌质红、少苔，脉弦细或细数。

5.2　水疗技术在痛风中的临床应用

5.2.1　技术一　冷敷（冷敷布或冰包裹）

1）持续时间和频率：按摩时做20分钟。

2）操作步骤：用冷湿敷布或冰包裹放置20分钟。

5.2.2　技术二　热水足浴

1）持续时间和频率：按摩时做20分钟。

2）操作步骤：①让患者在按摩床上取坐位或仰卧位，做热水足浴。②此时在患者身体其他部位做按摩。③20分钟后，停止足浴，轻轻擦干，继续在其他部位按摩。

5.2.3　技术三　冷热交替足浴

1）持续时间和频率：时间为10分钟。

2）操作步骤：①在两个深木盆或浴盆内分别放入43.3℃和10℃的水。②把双足放入热水中3分钟。③把双足放入冷水中30秒钟。④重复步骤2）、3）至少2次，共做3轮，或根据需要增加轮数。

6 头痛

6.1 头痛的概述

6.1.1 头痛的概念

头痛是临床常见的症状，通常将局限于头颅上半部，包括眉弓、耳轮上缘和枕外隆突连线以上部位的疼痛统称头痛。头痛病因繁多，神经痛、颅内感染、颅内占位病变、脑血管疾病、颅外头面部疾病及全身疾病如急性感染、中毒等均可导致头痛。本病常见于青年、中年和老年。

6.1.2 头痛的病因病理

（1）西医病因病理

1）病因：引起头痛的病因众多，大致可分为原发性头痛和继发性头痛两类。前者不能归因于某一确切病因，也可称为特发性头痛，常见的如偏头痛、紧张型头痛；后者病因可涉及各种颅内病变如脑血管疾病、颅内感染、颅脑外伤和全身性疾病如发热、内环境紊乱及滥用精神活性药物等。

2）头痛的致病因素

物理因素：能引起颅内外致痛组织炎症、损伤的各种原因；因肿物压迫等原因导致血管牵引、伸展、移位、扩张；脑膜受刺激；肌肉收缩；直接刺激支配头面部的感觉神经等，均可引起头痛。

生物化学因素：如去甲肾上腺素可使血管收缩，5-羟色胺可使血管扩张，组胺可使颅内血管扩张，缓激肽可产生无菌性炎症反应等，这些物质都可诱发头痛。

内分泌因素：如偏头痛在月经期好发，妊娠期缓解，更年期不发，而紧张性头痛在更年期往往加重。静脉注射前列腺素可引起剧烈的头痛。从上述现象可见，头痛的发作和缓解往往与内分泌有较密切的关系。

神经精神因素：当人的身心受到外界环境的不良刺激时往往会产生忧虑、焦急等情绪，从而导致头痛的发作。

其他：如眼、耳、鼻及鼻旁窦、牙齿、颈部等病变可刺激神经，反射性或扩散性地影响头面部，引起反射性或牵涉性头痛。

另外，如感冒、高血压等许多疾病也会有头痛的表现。

3）病理：头痛的发病机制复杂，主要是由于颅内、外痛敏结构内的痛觉感受器受到刺激，经痛觉传导通路传导到达大脑皮质而引起。颅内痛敏结构包括静脉窦（如矢状窦）、脑膜前动脉及中动脉、颅底硬脑膜、三叉神经（Ⅴ）、舌咽神经（Ⅸ）、迷走神经（Ⅹ）、颈内动脉近端部分以及邻近Willis环分支、脑干中脑导水管周围灰质和丘脑感觉中继核等；颅外痛敏结构包括颅骨骨膜、头部皮肤、皮下组织、帽状腱膜、头颈部肌肉和颅外动脉、第2和第3颈神经、眼、耳、牙齿、鼻窦、口咽部和鼻腔黏膜等。机械、化学、生物刺激和体内生化改变作用于颅内、外痛敏结构均可引起头痛。如颅内、外动脉扩张或受牵拉，颅内静脉和静脉窦的移位或受牵引，脑神经和颈神经受到压迫、牵拉或炎症刺激，颅、颈部肌肉痉挛、炎症刺激或创伤，各种原因引起的脑膜刺激，颅内压异常，颅内神经元投射系统功能紊乱等。

（2）中医病因病机

1）病因

A. 外感引起：多由起居不慎，坐卧当风，其感受外邪，以风为主，多挟寒、热、湿邪。风为阳邪，"伤于风者，上先受之""巅高之上，惟风可到"。又风为"百病之长"、六淫之首，若挟寒者，寒为阴邪伤阳，清阳受阻，寒凝血滞，脉络不畅则失养，绌急而病；若挟热邪，风热上炎，犯于清窍，精血受伤，气血逆乱，脉络失荣而成；若挟湿邪，风伤于巅，湿困清阳，或中州失司，痰湿内生，清窍蔽蒙，脑髓、脉络失充而成。

B. 内伤所致：多与肝、脾、肾三脏有关。因于肝者，一是肝阴不足，或肾阴素亏，肝阳失敛而上亢；二是郁怒而肝失疏泄，郁而化火，日久肝阴被耗，肝阳失敛而上亢。清窍受伤，脉络失养导致头痛。

因于脾者，多因饮食所伤，劳逸失度，脾失健运，痰湿内生，致使清阳不升，浊阴不降，清窍痹阻，痰瘀相结，脑失清阳、精血之充，脉络失养而成。或病后、产后、失血之后，营血亏损，脑髓失充，脉络失荣而成。

因于肾者，多因禀赋不足，肾精亏虚；或劳欲所伤，阴精耗损；或肝乏疏泄之力，少阳生（升）发之气不能疏泄于中，中焦呆滞，化源不足；或肝郁疏泄失司，横乘于中，化源不足，终致脑髓失养，脉络失荣而成。

此外，外伤跌仆，或久病入络则络行不畅，血瘀气滞，脉络失养而易致头痛。

2）病机：头为精明之府，神明之主，又内藏脑髓，而为髓海。机体诸精，上聚于头，五脏精华之血，六腑清阳之气上注于脑，以滋养脑髓，活跃神机，维持机体的平衡；头痛的病位在头，涉及脾肝肾等脏腑，风、火、痰、瘀、虚为致病之主要因素，脉络阻闭，神机受累，清窍不利为其病机。

6.1.3 头痛的临床表现

头痛程度有轻有重，疼痛时间有长有短。疼痛形式多种多样，常见胀痛、闷痛、撕裂样痛、电击样疼痛、针刺样疼痛，部分伴有血管搏动感和头部紧箍感以及恶心、呕吐、头晕等症状。继发性头痛还可伴有其他系统性疾病症状或体征，如感染性疾病常伴有发热，血管病变常伴偏瘫、失语等神经功能缺损症状等。头痛依据其程度而产生不同危害，病情严重时可使患者丧失生活和工作能力。

6.1.4 头痛的临床诊断

（1）西医诊断

头痛的西医分类较为复杂，不同类型疾病的诊断标准也不尽相同，不可一概而论。现以无先兆偏头痛的西医诊断标准为例来介绍：

1）至少5次下述2）~4）的发作。

2）头痛持续4~72小时（未经治疗或治疗无效）。

3）头痛至少具有下列2个特征：①单侧性，可能为双侧性。②搏动性。③程度为中度或重度。④日常体力活动使之加重（如步行或上楼）。

4）头痛时至少有下列1项：①恶心和（或）呕吐。②畏光及畏声。

5）不能归因于其他疾病。无先兆的偏头痛较之伴有先兆的偏头痛发作频率高、危害性更高。

（2）中医诊断

西医学的"头痛"，大致可归属于中医学"头风"范畴。

1）中医疾病诊断依据：头痛部位多在头部一侧额颞、前额、颠顶，或左或右辗转发作，或呈全头痛。头痛的性质多为跳痛、刺痛、胀痛、昏痛、隐痛，或头痛如裂等。头痛每次发作可持续数分钟、数小时、数天，也有持续数周者。

隐袭起病，逐渐加重或反复发作。

应查血常规，测血压，必要时做腰穿、骨穿及脑电图检查。有条件时做经颅多普勒、CT、磁共振等检查，以明确头痛的病因，排除器质性疾病。

2）证候分类

A. 外感头痛

风寒证：头痛起病较急，其痛如破，痛连项背，恶风畏寒，口不渴，苔薄白，脉多浮紧。

风热证：起病急，头呈胀痛，甚则头痛如裂，发热或恶风，口渴欲饮，面红目赤，便秘溲黄，舌红苔黄，脉浮数。

风湿证：头痛如裹，肢体困重，胸闷纳呆，小便不利，大便或溏，苔白腻，脉濡。

B. 内伤头痛

肝阳证：头胀痛而眩，心烦易怒，面赤口苦，或兼耳鸣胁痛，夜眠不宁，舌红、苔薄黄，脉弦有力。

肾虚证：头痛而空，每兼眩晕耳鸣，腰膝酸软，遗精，带下，少寐健忘，舌红少苔，脉沉细无力。

气血虚证：头痛而晕，遇劳加重，面色少华，心悸不宁，自汗，气短，畏风，神疲乏力，舌淡苔薄白，脉沉细而弱。

痰浊证：头痛昏蒙，胸脘满闷，呕恶痰涎，苔白腻，或舌胖大有齿痕，脉滑或弦滑。

瘀血证：头痛经久不愈，其痛如刺，入夜尤甚，固定不移，或头部有外伤史，舌紫或有瘀斑、瘀点，苔薄白，脉沉细或细涩。

6.2 水疗技术在头痛中的临床应用

6.2.1 技术一 颈后和肩胛用冷自来水治疗

1）持续时间和频率：在按摩开始时做 3 分钟冷自来水治疗，或出现发病征象时在家中治疗。

2）操作步骤：①向水池内放入流动的冷水，水温应使患者能耐受。②让患者将头置于水龙头下 3 分钟，注意鼻子别进水，以保持呼吸通畅。③让冷水从头后和枕部以患者能耐受的冲力流过。④擦干头发。⑤开始按摩。

6.2.2 技术二 热水足浴结合颈后冰包裹

1）持续时间和频率：按摩前或按摩中做 20 分钟。

2）特别说明：①足浴盆的水温在整个治疗过程中应保持 43.3℃。水凉后需加入热水，加热水时勿直接倒在患者足上。②足浴可在按摩床上仰卧位时做。③在足浴时可于身体其他部位做按摩，然后再直接在头和上半身做按摩。

3）操作步骤：①足浴盆的水温为 43.3℃，前额用冷敷布，颈后用冰包裹。如果愿意可在 4.5~9 L 水中加入一勺芥子面。②冷敷布每 3 分钟换一次，在头顶部也放一块冷敷布。③20 分钟后去掉冷敷和冰敷布。④在患者足上倒冷水，擦干，让患者躺下休息 20 分钟。

6.2.3 技术三 热水足浴联合头和颈椎的冷热交替治疗

1）持续时间和频率：按摩前或按摩中做 20 分钟。

2）操作步骤：①让患者做 20 分钟 43.3℃的足浴。②患者足浴后，把热水瓶、热敷布或小的热罨放在其颈后和颈椎上。同时在上颜面部（包括前额、双眼、两颞侧和双耳）放冰水敷布或小的冷凝胶包。③3 分钟后，对热疗和冷疗部位进行交换，即原来热疗的部位用冷疗，冷疗的部位用热疗。④3 分钟后，重复步骤2）、3）两次，共做 3 轮。⑤从头上去掉热、冷敷材料。⑥患者停止热水足浴，擦干。⑦开始按摩。

6.2.4 技术四 半身热水浴

1）持续时间和频率：在按摩前或按摩中做 15 分钟。

2）特别说明：在偏头痛有发作征象后尽早应用此方法。

3）操作步骤：①将 40℃的水放入浴盆，深到腰部。②让患者进入浴盆，如需要，上半身穿干衬衣或盖干浴巾。③15 分钟后，离开浴盆，用力擦干，躺下休息或接受按摩。

6.2.5 技术五 茶水排毒疗法

（1）配方一

1）原料：开水 1 瓶，茶叶 6g，川芎（细末）3g。

2）制法：将茶叶、川芎放入茶杯内，倒入开水，加盖浸泡 6～8 分钟，即成。

3）用法：每日 1 剂，数次冲泡饮用。

4）功效：通脉排毒，疏风止痛；适用于偏头痛、外感头痛等。

（2）配方二

1）原料：清水 1200ml，绿茶 3g，葱白 6g，白僵蚕（细末）15g。

2）制法：先将葱白、白僵蚕放入锅内，倒入清水，用文火煎沸片刻，过滤后冲泡绿茶，即成。

3）用法：每日 1 剂，分 2 次水煎冲泡，当茶饮用。

4）功效：活血止痛，祛风排毒；适用于偏头痛及一般头痛。

（3）配方三

1）原料：清水 1200ml，绿茶 2g，生姜 1 块，红糖适量。

2）制法：先将生姜洗净，切成薄片，与红糖一起放入锅内，倒入清水，用大火煮沸片刻，再冲泡绿茶，即成。

3）用法：每日 1 剂，分 2 次水煎冲泡，趁热饮用。

4）功效：祛风解表，活血止痛；适用于偏头痛及外感头痛。

（4）配方四

1）原料：开水 1 瓶，绿茶 6g，决明子 20g。

2）制法：将绿茶、决明子放入茶杯内，倒入开水，加盖浸泡 6～8 分钟，即成。

3）用法：每日 1 剂，数次冲泡，当茶饮用。

4）功效：清热解毒，降压止痛；适用于高血压头痛。

（5）配方五

1）原料：清水 1200ml，枸杞子、野菊花各 15g，枸杞根 25g。

2）制法：先将枸杞子、枸杞根放入锅内，倒入清水，用文火煎沸片刻，再冲泡野菊花，即成。

3）用法：每日 1 剂，分 2 次水煎冲泡，当茶饮用。

4）功效：清热解毒，滋阴止痛；适用于偏头痛及阴虚头痛。

（6）配方六

1）原料：开水 1 瓶，绿茶 3g，尖红辣椒 6 个。

2）制法：先将尖红辣椒洗净、切碎，与绿茶一起放入茶杯内，倒入开水，加盖浸泡 6～8 分钟，即成。

3）用法：每日 1 剂，数次冲泡，当茶饮用。

4）功效：活血祛风，通脉排毒；适用于偏头痛及风寒头痛等。

（7）配方七

1）原料：开水 1 瓶，茶叶 5g，薄荷 3g。

2）制法：将茶叶、薄荷放入茶杯内，倒入开水，加盖浸泡 8～10 分钟，即成。

3）用法：每日 1 剂，数次冲泡饮用。

4）功效：清热排毒，祛风止痛；适用于偏头痛及一般头痛。

（8）配方八

1）原料：清水 1200ml，茶叶 3g，杜仲、枸杞子各 15g，苍耳子 12g。

2）制法：先将杜仲、苍耳子、枸杞子放入锅内，倒入清水。用文火煎沸 8～10 分钟，再冲泡茶叶，即成。

3）用法：每日 1 剂，分 2～3 次水煎冲泡，当茶饮用，连饮 8～10 天为 1 个疗程，连续 2～3 个疗程即可见效。

4）功效：活络排毒，养血止痛；适用于偏头痛及顽固性头痛。

6.2.6　技术六　水浸排毒疗法

（1）配方一

1）原料：清水 1 小盆，吴茱萸 50g，食醋 150ml。

2）用法：先将吴茱萸放入盆内，倒入清水，用大火煎沸 6~8 分钟。再倒入食醋，趁热让热气熏于双脚。待水温热时，放单、双脚浸泡至发热，以局部出汗为宜。每日 1~2 次，每次 20~30 分钟，连续浸泡 5~7 天为 1 个疗程，一般 3 个疗程即有良效。

3）功效：活血化瘀，排毒止痛；适用于偏头痛及头痛目眩、夜眠不宁、心烦易怒等症。

4）备注：最好在进行水浸排毒疗法期间，配合饮用茶水疗法，这样有利于进一步提高疗效。

（2）配方二

1）原料：热水 1 壶，脸盆 1 只。

2）用法：将热水倒入脸盆内，水温调至 45~50℃，把双手放入浸泡，边浸边加入热水，以保持水温，至头部出汗、身体发热为宜。每日 1~2 次，连续浸泡 8~10 天为 1 个疗程，连续 3~5 个疗程即有良效。

3）功效：活血通脉，化瘀止痛；适用于偏头痛。

4）备注：这是民间验方，常用有良效，且无任何不良反应，是纯天然疗法。

（3）配方三

1）原料：清水 1 大盆，黄烟叶 60g。

2）用法：先将黄烟叶放入盆内，倒入清水，用大火煎沸 6~8 分钟，趁热让热气熏于前额及两侧太阳穴。待水温热时，再水浸头额部，至头部发热、出汗为宜。每日 1~2 次，每次 20~30 分钟，连续浸泡 5~7 天为 1 个疗程。

3）功效：活血排毒，散风止痛；适用于偏头痛急性发作。

4）备注：浸泡前额时不要让水误入眼睛，以免刺激眼睛。

（4）配方四

1）原料：清水 1 大盆，连须葱白 15 根，竹叶 25g，石膏（研碎）100g，甘菊花、栀子仁各 12g。

2）用法：将葱白、竹叶、石膏、甘菊花、栀子仁放入盆内，倒入清水，加盖用大火煎沸 8~10 分钟，趁热让热气熏于头痛部位；待水温热后，再洗浸头顶部，至局部发热、出汗为宜。每日 1~2 次，每次 20~30 分钟，连续 5~7 天为 1 个疗程，一般 2~3 个疗程，即有良效。

3）功效：活血排毒，通脉祛风；适用于偏头痛、各种头痛及头痛难忍者。

4）备注：洗浸头顶部时要小心，不能让水浸液进入眼睛，以免刺激眼睛。

（5）配方五

1）原料：清水 1 大盆，紫地丁、蒲公英各 30g，菊花、蔓荆子各 15g，苍耳 60g，生甘草 12g。

2）用法：将紫地丁、蒲公英、菊花、蔓荆子、苍耳、生甘草放入盆内，倒入清水，加盖用大火煎沸 10~15 分钟，趁热让热气熏于头痛部位。待水温热时，洗浸头顶部，直至局部发热、大汗淋漓为宜；每日 1~2 次，每次 20~30 分钟，连续 5~7 天为 1 个疗程，一般 2~3 个疗程，即有良效。

3）功效：活血疏风，排毒利窍；适用于偏正头痛、头胀、久治不愈者。

4）备注：洗浸头顶部时要小心，不能让水浸液进入眼睛，以免引起眼部不适。

7 便秘

7.1 便秘的概述

7.1.1 便秘的概念

便秘是指排便频率减少，一周内大便次数少于2~3次，或者2~3天才大便1次，粪便量少且干结时称为便秘。

7.1.2 便秘的病因病理

(1) 西医病因病理

1) 病因：便秘从病因上可分为器质性便秘和功能性便秘两类。

A. 器质性病因

肠管器质性病变：肿瘤、炎症或其他原因引起的肠腔狭窄或梗阻。

直肠、肛门病变：直肠内脱垂、痔疮、直肠前膨出、耻骨直肠肌肥厚、耻直分离、盆底病等。

内分泌或代谢性疾病：糖尿病、甲状腺功能低下、甲状旁腺疾病等。

系统性疾病：硬皮病、红斑狼疮等。

神经系统疾病：中枢性脑部疾病、脑卒中、多发硬化、脊髓损伤、周围神经病变、肠管平滑肌或神经源性病变。

结肠神经肌肉病变：假性肠梗阻、先天性巨结肠、巨直肠等及神经心理障碍。

药物性因素：铁剂、阿片类药、抗抑郁药、抗帕金森病药、钙通道拮抗剂、利尿剂及抗组胺药等。

B. 功能性病因：功能性便秘病因尚不明确，其发生与多种因素有关，包括以下几方面。

进食量少或食物缺乏纤维素或水分不足，对结肠运动的刺激减少。

因工作紧张、生活节奏过快、工作性质和时间变化、精神因素等干扰了正常的排便习惯。

结肠运动功能紊乱所致，常见于肠易激综合征，系由结肠及乙状结肠痉挛引起，除便秘外同时具有腹痛或腹胀，部分患者可表现为便秘与腹泻交替。

腹肌及盆腔肌张力不足，排便推动力不足，难于将粪便排出体外。

滥用泻药，形成药物依赖，造成便秘。

老年体弱、活动过少、肠痉挛导致排便困难，或由于结肠冗长所致。

2）病理：便秘可以分为慢传输型便秘和出口梗阻型便秘两种，以下从病理学的角度进行阐述。

慢传输型便秘：是由于肠道收缩运动减弱，使粪便从盲肠到直肠的移动减慢，或由于左半结肠的不协调运动而引起。最常见于年轻女性，在青春期前后发生，其特征为排便次数减少（每周排便少于 1 次），少便意，粪质坚硬，因而排便困难；肛门直肠指检时无粪便或触及坚硬粪便，而肛门外括约肌的缩肛和用力排便功能正常；全胃肠或结肠传输时间延长；缺乏出口梗阻型的证据，如气囊排出试验和肛门直肠测压正常。非手术治疗方法如增加膳食纤维摄入与渗透性通便药无效。糖尿病、硬皮病合并的便秘及药物引起的便秘多是慢传输型便秘。

出口梗阻型便秘：是由于腹部、肛门直肠及骨盆底部的肌肉不协调导致粪便排出障碍。在老年患者中尤其常见，其中许多患者经常规内科治疗无效。出口梗阻型便秘可有以下表现：排便费力、不尽感或下坠感，排便量少，有便意或缺乏便意；肛门直肠指检时直肠内存有不少泥样粪便，用力排便时肛门外括约肌可能呈矛盾性收缩；全胃肠或结肠传输时间显示正常，多数标志物可潴留在直肠内；肛门直肠测压显示，用力排便时肛门外括约肌呈矛盾性收缩或直肠壁的感觉阈值异常等。很多出口梗阻型便秘患者也合并存在慢传输型便秘。

（2）中医病因病机

1）病因

饮食不节：饮酒过多，过食辛辣肥甘厚味，导致胃肠积热，大便干结；或过食生冷，致阴寒凝滞，胃肠传导失司，造成便秘。

情志失调：忧愁思虑过度，或久坐少动，每致气机郁滞，不能宣达，于是通降失常，传导失职，糟粕内停，不得下行，而致大便秘结。

年老体虚：素体虚弱，或病后、产后及年老体虚之人，气血两亏，气虚则大肠传送无力，血虚则津枯肠道失润，甚则致阴阳俱虚，阴亏则肠道失荣，导致大便干结，便下困难，阳虚则肠道失于温煦，阴寒内结，导致便下无力，大便艰涩。

感受外邪：外感寒邪可致阴寒内盛，凝滞胃肠，失于传导，糟粕不行而成冷秘。若热病之后，肠胃燥热，耗伤津液，大肠失润，亦可导致大便干燥、排便困难。

2）病机：便秘的病位在大肠，系大肠传导失常，但常与脾胃肺肝肾等功能失调有关。胃与肠相连，胃热炽盛，下传大肠，燔灼津液，大肠热盛，燥屎内结；脾主运化，若脾虚失运，糟粕内停，则大肠失传导之功；肺与大肠相表里，肺热肺燥，下移大肠，则肠燥津枯；肝主气机，若肝郁气滞，则腑气不通，气滞不行；肾司二便，若肾阴不足，则肠失濡养，便干不行，若肾阳不足，则大肠失于温煦，传运无力，大便不通。可见便秘虽属大肠传导失职，但与其他脏腑也有密切关系，也在发病中起着重要作用。同时，外感寒热之邪，内伤饮食情志，阴阳气血不足等皆可形成便秘，而且各种原因又常相兼为病，使发病之因复杂多变。如肠燥津亏之人易被邪热所侵扰，气虚阳衰之体不耐寒凉饮食之伤，气机郁滞常易化燥而伤津，大肠传导无力，又是津凝、郁阻因虚致实的前因等。

概括说来，便秘的直接原因不外热、实、冷、虚四种，胃肠积热者发为热秘，气机郁滞者发为实秘，阴寒积滞者发为冷秘，气血阴阳不足发为虚秘。而且，四种便秘的证候表现常有相兼或演变，如邪热蕴积与气机郁滞并存，阴寒积滞与阳气虚衰同在；气机郁滞，日久化热，而导致热结；热结日久，耗伤阴津，可导致阴虚等。然而，便秘总以虚实为纲，热秘、冷秘、气秘属实，阴阳气血不足的虚秘属虚。实者病机在于邪滞胃肠，壅塞不通；虚者病机在于肠失温润，推动无力；虚实之间又常转化，可由实转虚，可因虚致实，可虚实夹杂。

7.1.3 便秘的临床表现

1）导致便秘的原发病的相应表现：如大肠癌可有黏液血便、肿块；慢性肠套叠可有腹痛、包块；肛裂可有排便疼痛、鲜血便；脊髓肿瘤可有神经定位体征；甲状腺功能低下可有畏冷、黏液水肿等。

2）排便障碍的表现：①自然便次少，少于每周3次，粪便量少，自然排便间隔时间延长，并可逐渐加重。②排出困难，可分为两种情形。一种为粪便干硬，如板栗状，难以排出；另一种情形是粪便并不干硬，亦难以排出。有的患者自觉肛门上方有梗阻感，排便用力越大，这种梗阻感越强烈，迫使患者过度用力，甚至大声呻吟，十分痛苦。部分女患者有粪块前冲感，自觉粪块不向肛门方向下降，则是向阴道方向前冲；有经验者用手指伸入阴道，向后壁加压，可使粪块较易排出。部分患者觉直肠内胀满，尾骶部疼痛，排便不全，用手指、纸卷、肥皂条插入肛门后可使排便较为容易。上述症状称为出口阻塞症群。这些患者中，多数（占90.0%）有正常直肠型便意，且便意频繁，每次排便时间延长，平均为（23±16）分钟，最常者每次排便达2小时。

3）伴发症状：除前述原发病的特征性表现外，对于那些常规检查未发现明显异常的患者，常见的伴发症状为腹胀、腹痛、口渴、恶心、会阴胀痛。多数患者均有心情烦躁，部分患者还有口苦、头痛、皮疹等。少数患者表现为神经质，个别有自杀倾向。

7.1.4　便秘的临床诊断

（1）西医诊断

具备在过去 12 个月中至少 12 周连续或间断出现如下 2 个或 2 个以上症状：

1）>1/4 的时间有排便费力。

2）>1/4 的时间有粪便呈团块或硬结。

3）>1/4 的时间有排便不尽感。

4）>1/4 的时间有排便时肛门阻塞感或肛门直肠梗阻。

5）>1/4 的时间排便需用手协助。

6）每周排便<3 次。不存在稀便，也不符合肠易激综合征（IBS）的诊断标准。

（2）中医诊断

便秘系因气阴不足，或燥热内结、腑气不畅所致，以排便间隔时间延长、大便干结难解为主要临床表现的病症，常指习惯性便秘。

1）中医诊断依据：①排便时间延长，2 天以上排便 1 次，粪便干燥坚硬。②重者排便艰难，大便干燥如栗，可伴少腹胀急、神倦乏力、胃纳减退等症。③排除肠道器质性疾病。

2）证候分类

A. 实秘

肠胃积热证：大便干结，腹胀腹痛，面红身热，口干口臭，心烦不安，小便短赤，舌红苔黄燥，脉滑数。

气机郁滞证：大便干结，或不甚干结，欲便不得出，或便而不畅，肠鸣矢气，腹中胀痛，胸胁满闷，嗳气频作，饮食减少，舌苔薄腻，脉弦。

阴寒积滞证：大便艰涩，腹痛拘急，胀满拒按，胁下偏痛，手足不温，呃逆呕吐，舌苔白腻，脉弦紧。

B. 虚秘

气虚证：粪质并不干硬，也有便意，但临厕排便困难，需努挣方出，挣得汗出短气，便后乏力，体质虚弱，面白神疲，肢倦懒言，舌淡苔白，脉弱。

血虚证：大便干结，排出困难，面色无华，心悸气短，健忘，口唇色淡，脉细。

阴虚证：大便干结，如羊屎状，形体消瘦，头晕耳鸣，心烦失眠，潮热盗汗，腰酸膝软，舌红少苔，脉细数。

阳虚证：大便或干或不干，皆排出困难，小便清长，面色苍白，四肢不温，腹中冷痛，得热痛减，腰膝冷痛，舌淡苔白，脉沉迟。

7.2 水疗技术在便秘中的临床应用

7.2.1 技术一 腹部的冷热交替治疗

1）持续时间和频率：在按摩前和按摩中做 12 分钟。

2）操作步骤：①在患者腹部放置热罨或热敷布，盖上塑料膜，再放上加热垫。②3 分钟后去掉热罨或热敷布，在腹部做 30 秒钟的冷手套摩擦。如果患者耐受可用冰水。③重复步骤①、②，共做 3 轮。④开始按摩。

7.2.2 技术二 健脾补肾法结合大肠水疗治疗慢传输型便秘

1）现代大肠水疗操作方法：连接导管于肛门。确定排水阀在"开"状态，开水、调整设定水温。水温达到要求温度（37℃）即可，将排水阀关闭。

缓量注水至肛内后专业操作人员配合体外做专门结肠按摩。注意压力表及患者反应（安全压力在 2kPa 以下，一般人在 1kPa 时即有排泄压力）。排泄压力大时开启排水口，此时排泄物会顺导水管流出。重复进水、排水操作方式即可。

每次治疗相隔 10 天，6 次为 1 个疗程。

2）中药健脾补肾方口服治疗：健脾补肾方组成：生黄芪 20g，白术 15g，太子参 20g，肉苁蓉 30g，当归 12g，枳壳 10g，火麻仁 10g，郁李仁 20g，杭白芍 30g，决明子 30g。水煎，分 2 次饭后服用。中药内服 3 个月。

7.2.3 技术三 针刺联合结肠水疗治疗慢传输型便秘

1）结肠水疗：JS-818D 经结肠途径治疗机水疗。结肠水疗参数设置：自动压力监测，治疗时间为 40～50 分钟，注液时间为 15 秒，放液时间为 15 秒，总液量为 6000～8000ml，温度为 38～39℃。插入肛门深度为 5～6cm。每疗程 20 次，隔 1～2 天 1 次。

2）针刺：由固定的资深针灸人员操作，取大肠经、募穴及下合穴为主，大肠俞、天枢、支沟、上巨虚，随证配穴，配合合谷、曲池、中脘、行间、脾俞、胃俞、神阙及气海等。每个疗程 20 次，每天或隔天 1 次。

7.2.4 技术四 通了汤结肠水疗合美常安治疗慢传输型便秘

1）枯草杆菌二联活菌肠溶胶囊口服，一次 2 粒，一天 3 次，同时给予结肠水疗。

2）水疗方法：采用结肠水疗仪，备好无菌纯净温水（38～42℃）35～45L。嘱患者排空大小便，左侧卧位，双腿收向胸前。将一次性专用探头套上外管插入肛门 6～8cm 后，在进管的同时轻轻将内管送入，同时灌水冲洗，排水时停止进管，如此反复，将内管送进 60～80cm，灌注冲洗时间为 30 分钟，结肠冲洗干净后，用适温的生理盐水 1000ml 再次冲洗 10 分钟，最后将中药液经内管注入结肠深部，并嘱患者回病房卧床休息，同时抬高臀部 10cm 后交替取左、右侧卧和平卧三种体位 1 小时。每天水疗 1 次，10 天为 1 个疗程。所有病例均需经过 3 个疗程治疗。

3）灌肠液用通了汤（自拟方），该方的药物组成：黄芪 80g、白术 80g、陈皮 30g、茯苓 30g、半夏 30g、桃仁 25g、红花 15g、川芎 25g、丹参 30g、黄连 15g、鲜荷叶 50g 等。水煎成 200ml，灌肠用。治疗期间不服用其他助泻药。治疗后随访 3 个月。

7.2.5　技术五　大肠水疗加辨证治疗慢传输型便秘

1）患者左侧卧位，做肛门指诊检查，直肠内若有干硬粪便应进行粪石分离术。

2）将插肛器外涂地卡因胶适量并置入肛门 6cm，进行洗肠治疗。

3）洗肠过程中观察排污管内的排出物，可令患者自己或家属做腹部按摩，洗肠结束后嘱患者自行排出肠内残留物，每周 1～2 次。

7.2.6　技术六　大肠水疗诱导法治疗慢传输型便秘

采用大肠水疗仪，打开水流控制阀及电源开关，调节水温控制阀使温度保持在 39～42℃，关闭水流控制阀。

患者左侧卧位，连接一次性肛导管，将肛导管头端充分润滑后插入直肠 5～7cm，固定后拔除填充器，连接进水管；关闭排泄控制阀，开放水流控制阀。

压力表升至 0.5～1.0PSI，或患者主诉有便意时打开排泄控制阀，此时肠内大便及毒素随肠蠕动而排出体外；行腹部按摩（注水时逆时针，排水时顺时针）；经注入、清洗、排污，反复多次进行，将结肠逐段清洗干净。

洗肠结束时，先关闭水流控制阀，再缓慢拔出扩张管，卸下排泄管及进水管后进行消毒，每次治疗时间为 30～45 分钟，6 次为 1 个疗程，每周 2 次。

1 个疗程后依病情配合服用通便药（灵菇合剂、秦艽片或六味能消胶囊）以巩固疗效。

7.2.7　技术七　结肠水疗治疗功能性便秘

1）患者均给予饮食和生活习惯指导，禁食辛辣刺激性食物，适当多饮水、多食蔬菜、水果，治疗期间停用一切通便药物，在此基础上加用 CTJ-A 结肠灌注透析治疗机清洗结肠。

2）每次结肠冲洗 4～5 次，每隔 2～3 天行 1 次清洗结肠，持续时间为 1 个月。

3）具体操作

结肠水疗前让患者做好思想准备，在单独的房间里，只有患者和治疗护士在一起，让患者精神放松，做好配合。

患者排净大小便，侧卧于治疗床上，先行肛门指诊检查，再将插肛器涂以润滑油，慢慢地插入肛门，深度为 6～8cm，适应肛管后，缓慢注入过滤温水（38℃，不添加任何药物或化学制剂），每次灌注量因人而异，一般为 1.5～2.0L，灌注时间一般为 6～8 分钟，38℃ 温水在体内每次保留 5～15 分钟，反复冲洗 4～5 次，共用水量为 8.0～10.0 L。

冲洗过程中，治疗护士在腹部配合手法按摩结肠，进水时行逆时针按摩，出水时行顺时针按摩，与进水方向相反，直至排出液基本清亮为止（该仪器设有观察管，可方便观察到清洗出的粪便）。

7.2.8 技术八 中药内服加结肠水疗治疗功能性便秘

自拟通便汤治疗。

1）处方：火麻仁 15g、郁李仁 15g、当归 10g、沙参 10g、麦冬 10g、枳壳 10g、厚朴 10g、木香 6g、蒲公英 10g、甘草 6g。每日 1 剂，水煎服。疗程为 2 周。

2）同时配合结肠水疗进行治疗。其具体方法为：水温控制在 38℃ 以内，压力少于 25 kPa，水量控制为 10～15 L，每日 1 次，疗程为 1 周。并根据排便情况适当增加治疗次数。

7.2.9 技术九 结肠水疗治疗慢性功能性便秘

患者排便后取左侧卧位，屈曲双下肢。用结肠清洗液 5000～10 000ml，通过 IMS-100A 结肠途径治疗系统清洗结肠，将结肠内粪便、细菌、毒素等排出体外，然后将甲硝唑注射液 100ml、庆大霉素 24 万 U、地塞米松注射液 5mg 注入大肠内，2 天 1 次，7 次为 1 个疗程，共 2 周。

7.2.10 技术十 结肠水疗与莫沙必利治疗慢性功能性便秘

1）治疗方法：患者排便后取左侧卧位，屈曲双下肢。用结肠清洗液 5000～10 000ml，通过 IMS-100A 结肠途径治疗系统清洗结肠，将结肠内粪便、细菌、毒素等排出体外，然后将甲硝唑注射液 100ml、庆大霉素 24 万 U、地塞米松注射液 5mg 注入结直肠内，2 天 1 次，7 次为 1 个疗程，共 2 周。

2）其他：除上述治疗外，加服枸橼酸莫沙必利片 5mg，3 次/天，治疗 2 周。

7.2.11　技术十一　大肠水疗治疗顽固性便秘

患者取平卧位，屈曲双膝，术者将灌肠导管插入患者肛门，用支架固定，大肠灌洗治疗机将过滤加温的清水从入口灌入肠道，保留约 2 分钟，并轻揉小腹，将排水开口打开，粪便和肠内物从排水口排出。

如此反复操作 3~4 次，至排出水为清水为止。每周洗清 2 次，4 周为 1 个疗程，一般治疗 2 个疗程。

7.2.12　技术十二　大肠水疗联合中药口服治疗儿童功能性便秘

1）大肠水疗机：结肠途径治疗机 IMS-100A。常规大肠水疗治疗，每次 20 分钟。待排水清洁，彻底排出注水。每 3 天治疗 1 次，5 次为 1 个疗程。

2）治疗药物：健脾化食液由太子参、黄芪、焦白术、厚朴、鸡内金、黑牵牛子、白牵牛子、鳖甲、炙甘草组成。口服 10~15ml/次，每日 2~3 次。

7.2.13　技术十三　黄术灌肠液结合大肠水疗治疗老年性便秘

1）灌肠中药主要成分：其主要成分为大黄、黄芩、黄连、黄芪和白术各 15g。

2）煎制过程：水煎、过滤、灭菌取液 500ml。大肠水疗机为 CTJ-A 型结肠灌注透析机，灌洗液为自行配制的含有一定量电解质的无菌溶液。

3）治疗过程：患者先行大肠水疗，即取左侧卧位，经肛门插入灌肠管，连接设置好治疗参数的水疗机，每次注入灌洗液量 800~2000ml，反复灌洗 2~3 次，灌洗后注入中药液 200ml 保留灌肠，每日 1 次。对照组采用口服药物治疗，口服聚乙二醇（福松）20g，每日 2 次。20 天为 1 个疗程。

7.2.14　技术十四　增液五仁汤大肠水疗系统给药治疗老年顽固性便秘

1）增液五仁汤：方药组成为玄参 15g、麦冬 15g、熟地黄 15g、郁李仁 10g、桃仁 10g、松子仁 15g、杏仁 10g、柏子仁 15g、陈皮 10g、当归 15g。利用大肠水疗系统（CTJ-A 结肠灌注透析治疗机）给药，隔天 1 次，4 周为 1 个疗程。

2）步骤：首先让患者左侧卧位，双下肢半屈曲位，用人体腔道润滑液润滑一次性肠道冲洗器，由肛门缓慢推进，深 5~7cm；开机注入清水 5000~10 000ml，并加温至 38℃。将清水注入患者肠腔，通过机器注排系统进行反复冲洗，使肠腔内粪水充分排尽，此过程需 20~30 分钟；随后把预先煎好、温度保持在 38℃ 左右的增液五仁汤 200ml 注入肠腔，嘱患者尽量将药液保留于肠腔 30 分钟以上。

7.2.15 技术十五 养肠散配合大肠水疗治疗老年性便秘

将中药"养肠散"煎汤后冷却至治疗水温（38～40℃）。养肠散方：太子参20g、白术20g、肉苁蓉15g、黄芪30g、生山楂15g、郁李仁15g、生地15g、淮山药20g、枳实20g、升麻12g、厚朴15g、麦冬12g、决明子15g、玄参12g、玄明粉3g、玫瑰花15g、江米15g、甘草6g。

使用 CTJ-A 型结肠灌注治疗机进行大肠水疗。机械设置参数：水温为 38～40℃，灌注时间为 30 秒钟，间歇时间为 2 秒钟，转速为 160 转/秒。患者取左侧卧位，肛检插管后改屈膝，根据患者情况予适当的腹部按摩（进水时沿结肠走向呈逆时针，出水时呈顺时针）。当患者诉腹胀、有排便感时打开出水阀，观察排出粪便情况。如此反复多次进行，至患者排出液为清水样或少量粪性液，结束前经加药管灌入养肠散。每次治疗时间为 40～50 分钟，初始每周 1 次，4 次为 1 个疗程。而后每月 1 次，视病情追加疗程。

7.2.16 技术十六 大肠水疗治疗老年性便秘

接通电源及水流控制阀，设定参数，调节水温至 38～40℃，灌注时间为 30 秒钟，间歇时间为 1～2 秒钟。

患者先取左侧卧位，肛检后将一次性肛导管涂以润滑油，轻轻插入肛内 5～6cm，进水管插入 7～8cm，后改为屈膝卧位，连接进出水管，打开进水阀，予适当的腹部按摩（进水时沿结肠走向呈逆时针，出水时呈顺时针），当患者诉腹胀、有排便感时打开出水阀，观察粪便排出情况。

如此反复多次进行，至患者排出液为清水样或少量粪性液后结束。每次治疗时间为 40～50 分钟，初始每周 1 次，4 次为 1 疗程。以后每月 1 次，视病情追加疗程。

7.2.17 技术十七 洁肠水疗仪治疗出口梗阻型便秘

采用洁肠水疗仪，治疗前向患者解释治疗目的和使用方法。水温 37～41℃，水压从低档逐渐升至高档。

每次 45 分钟至 1 小时，第一周每天 1 次，第二周每 2 天 1 次，2 周为 1 个疗程，共 10 次。每次直肠注水后持便 2 分钟以上，持便锻炼次数不限，到感觉直肠排空为止。

7.2.18 技术十八 四物通便汤合结肠水疗治疗习惯性便秘

1）采用自拟四物通便汤治疗：当归20g，生地15g，川芎10g，白芍10g，郁李仁15g，火麻仁15g，枳实5g，陈皮12g，甘草6g。每日1剂，分3次口服，14天为1个疗程。

2）结肠水疗方法：通过机器注排系统进行反复大肠冲洗，水经过过滤、加热和紫外线消毒，一般水温36～39℃，反复冲洗15～20次，用水量约40 L。同时于腹部配合手法按摩结肠，进水时逆时针按摩，出水时顺时针按摩，与进水方向相反。水疗时间一般为20～30分钟，每周1次，2次为1个疗程。

7.2.19　技术十九　大肠水疗治疗习惯性便秘

采用CAC-2000自动排便灌肠机（郑州科瑞医疗贸易有限公司生产），配套一次性导管为患者进行大肠水疗，治疗机入水口直接连接水龙头，自来水经过滤泵过滤为纯水，加热后通过入水管进入肠腔。

操作前嘱患者先排空小便，换好一次性衣裤，平躺在铺好一次性床单的治疗床上。治疗者戴指套为患者做肛检，并以凡士林润滑肛门，以顺时针方向旋转将肛管缓慢插入患者肛门，将入水管连接治疗机入水口，排泄管连接排污管道，然后加绷带固定。患者平躺在治疗床上不需要活动任何部位，水就能自动注入和排出肠道。其水流、水压是恒定的。充灌时，水温保持在35～37℃，压力维持在5～7kPa，水流速为1000～1300ml/分钟，将水灌入患者的结肠内。

当患者有便意时，将患者结肠内的水通过排污管排出。当排污管内只有缓慢的清水排出或患者感到肠内已没有水和压力时，再充灌，重复进行。1次大肠水疗用水量为40～60 L，一般需要45～60分钟。一般治疗4次，每次间隔时间1周左右。治疗期间停用任何药物。

7.2.20　技术二十　祕康液结合大肠水疗治疗习惯性便秘

（1）大肠水疗操作过程

1）患者取侧卧位，充分暴露臀部，行肛周常规消毒，然后将肛管远端涂少许润滑油（液状石蜡），轻轻插入肛内8cm左右，肛管四周垫少许卫生纸，以防污物外溢。

2）打开KUN开关，关闭排污阀门，水将缓缓由肛门注入结肠，此时应密切观察压力表指示（压力表在0～2PSI为安全范围），一般在1 PSI时患者即有便意感，在压力未达到患者便意感时，操作者应轻揉患者腹部，一般由降结肠、横结肠至升结肠方向，以使水容易进入结肠。不可使水压过高，以防患者不适或污物由肛管外溢，当患者有便意时，暂时关掉KUN（灯熄）。

3）继续按上述方向轻揉患者腹部2分钟左右，开始时因粪便硬结此过程可稍长，然后打开排污阀门，同时，由升结肠、横结肠至降结肠方向轻揉患者腹部，将污物排出。

4）如此反复进行，至患者全结肠排净为止，整个过程大约需要 45 分钟。每 10 天水疗 1 次，一般 2 次即愈。

(2) 秘康液组成及用法

冬葵子 15g，火麻仁 15g，槐米 20g，桑椹子 20g，枳实 10g，大黄 6g，生首乌 30g，白芍 20g，厚朴 10g，槟榔 15g，生甘草 6g。

随证加减：气虚者加黄芪、白术；血虚者加当归、熟地；阳虚者加肉苁蓉、桂枝；阴虚者加枸杞子、山茱萸；肝郁气滞者加柴胡、陈皮；产后便秘者加黄芪、当归。水煎服，每晚 1 剂，连服 10 天为 1 个疗程。服药期间停服其他药物。服药 1~2 个疗程后，判断疗效。

8 糖尿病

8.1 糖尿病的概述

8.1.1 糖尿病的概念

糖尿病是一组由于胰岛素分泌缺陷和（或）胰岛素作用障碍所致的以高血糖为特征的代谢性疾病。持续高血糖与长期代谢紊乱等可导致全身组织器官特别是眼、肾、心血管与神经系统的损害及其功能障碍和衰竭。中医将糖尿病称之为消渴，以多饮、多食、多尿、乏力、消瘦，或尿有甜味为主要临床表现。

8.1.2 糖尿病的病因病理

（1）西医病因病理

1）病因：糖尿病的病因和发病机制尚未完全阐明。糖尿病不是单一疾病，而是复合病因引起的综合征，是包括遗传及环境因素在内的多种因素共同作用的结果。胰岛素由胰岛 B 细胞合成和分泌，经血液循环到达体内各组织器官的靶细胞，与特异受体结合并引发细胞内物质代谢效应，这整个过程中任何一个环节发生异常均可导致糖尿病。

2）病理

胰岛病变：胰岛 B 细胞数量减少，细胞核深染，胞质稀少呈脱颗粒现象。A 细胞相对增多，胰岛内毛细血管旁纤维组织增生，严重的可见广泛纤维化，血管内膜增厚，胰岛素依赖型糖尿病患者常有明显的胰岛病理改变，B 细胞数量可只有正常的10%，非胰岛素依赖型糖尿病患者胰岛病变较轻，在光学显微镜下约有1/3病例没有组织学上的肯定病变，在胰岛素依赖型糖尿病的早期，50% ~ 70%病例在胰岛及其周围可见淋巴细胞和单核细胞浸润，称为"胰岛炎"。

血管病变：约70%糖尿病患者全身小血管和微血管出现病变，称为糖尿病性微血管病变，常见于视网膜、肾、心肌、肌肉、神经、皮肤等组织。基本病变是 PAS 阳性物质沉着于内皮下引起微血管基膜增厚，此病变具有较高的特异性，常见于糖尿病患者的大、中动脉，包括脑动脉、椎动脉、肾动脉和冠状动脉。

神经病变：糖尿病性神经病变多见于病程较长和病情控制不良患者，末梢神经纤维呈轴变性，继以节段性弥漫性脱髓鞘改变。

肝脏病变：肝脏脂肪沉着和变性，严重时呈类似肝硬化改变。心肌由混浊肿胀、变性发展为弥漫性纤维化。

（2）中医病因病机

1）病因

禀赋不足。先天禀赋不足，是引起消渴病重要的内在因素。《灵枢·五变》说："五脏皆柔弱者，善病消瘅。"其中尤以阴虚体质最易罹患。

饮食失节。长期过食肥甘、醇酒厚味、辛辣香燥，损伤脾胃，致脾胃运化失职，积热内蕴，化燥伤津，消谷耗液，发为消渴。早在《素问·奇病论》即说："此肥美之所发也，此人必数食甘美而多肥也，肥者令人内热，甘者令人中满，故其气上溢，转为消渴。"

情志失调。长期过度的精神刺激，如郁怒伤肝，肝气郁结，或劳心竭虑，营谋强思等，以致郁久化火，火热内燔，消灼肺胃阴津而发为消渴。《临证指南医案·三消》说："心境愁郁，内火自燃，乃消症大病。"

劳欲过度。房室不节，劳欲过度，肾精亏损，虚火内生，则"火因水竭而益烈，水因火烈而益干"，终至肾虚肺燥胃热俱现，发为消渴。

2）病机：消渴的病机主要在于阴津亏损，燥热偏胜，而以阴虚为本，燥热为标，两者互为因果，阴越虚则燥热越盛，燥热越盛则阴越虚。消渴病变的脏腑主要在肺、胃、肾，尤以肾为关键。三脏腑之中，虽可有所偏重，但往往又互相影响。

肺主气为水之上源，敷布津液。肺受燥热所伤，则津液不能敷布而直趋下行，随小便排出体外，故小便频数量多；肺不布津则口渴多饮。正如《医学纲目·消瘅门》说："盖肺藏气，肺无病则气能管摄津液之精微，而津液之精微者收养筋骨血脉，余者为溲。肺病则津液无气管摄，而精微者亦随溲下，故饮一溲二。"

胃为水谷之海，主腐熟水谷，脾为后天之本，主运化，为胃行其津液。脾胃受燥热所伤，胃火炽盛，脾阴不足，则口渴多饮，多食善饥；脾气虚不能转输水谷精微，则水谷精微下流注入小便，故小便味甘；水谷精微不能濡养肌肉，故形体日渐消瘦。

肾为先天之本，主藏精而寓元阴元阳。肾阴亏虚则虚火内生，上燔心肺则烦渴多饮，中灼脾胃则胃热消谷，肾失濡养，开阖固摄失权，则水谷精微直趋下泄，随小便而排出体外，故尿多味甜。

消渴病虽有在肺、胃、肾的不同，但常常互相影响，如肺燥津伤，津液失于敷布，则脾胃不得濡养，肾精不得滋助；脾胃燥热偏盛，上可灼伤肺津，下可耗伤肾阴；肾阴不足则阴虚火旺，亦可上灼肺胃，终至肺燥胃热肾虚，故"三多"

之证常可相互并见。

8.1.3 糖尿病的临床表现

典型症状 三多一少症状，即多尿、多饮、多食和消瘦。

不典型症状 一些2型糖尿病患者症状不典型，仅有头昏、乏力等，甚至无症状。有的发病早期或糖尿病发病前阶段，可出现午餐或晚餐前低血糖症状。

急性并发症的表现 在应激等情况下病情加重。可出现食欲减退、恶心、呕吐、腹痛和多尿加重以及头晕、嗜睡、视物模糊、呼吸困难、昏迷等。

慢性并发症的主要表现 ①糖尿病视网膜病变：有无视力下降及下降的程度和时间；是否检查过眼底或眼底荧光造影；是否接受过视网膜光凝治疗。②糖尿病性肾病：有无浮肿，尿中泡沫增多或者蛋白尿。③糖尿病神经病变：四肢皮肤感觉异常，麻木、针刺、蚁走感，足底踩棉花感，腹泻和便秘交替，尿潴留，半身出汗或时有大汗，性功能障碍。④反复的感染：如反复的皮肤感染，如疖、痈、经久不愈的小腿和足部溃疡；反复发生的泌尿系感染；发展迅速的肺结核；女性外阴瘙痒。

8.1.4 糖尿病的临床诊断

（1）西医诊断

1）有糖尿病症状（典型症状包括多饮、多尿和不明原因的体重下降）加随机血糖（指不考虑上次用餐时间，一天中任意时间血糖值）≥11.1mmol/L（200mg/dl）或空腹血糖（空腹状态指至少8小时没有进食热量）≥7.0mmol/L（126mg/dl）。

2）葡萄糖负荷后2小时血糖（葡萄糖负荷是指以75g无水葡萄糖或82.5g含1分子水葡萄糖为负荷量，溶于水内口服）≥11.1mmol/L（200mg/dl）。

（2）中医诊断

西医学的糖尿病可大致归属于中医学"消渴"范畴。

1）中医诊断依据

A. 口渴多饮，多食易饥，尿频量多，形体消瘦。

B. 初起可"三多"症状不明显，病久常并发眩晕、肺痨、胸痹、脑卒中、雀目、疮疖等。严重者可见烦渴、头痛、呕吐、腹痛、呼吸短促，甚或昏迷厥脱危象。

2）证候分类

A. 上消

肺热津伤证：烦渴多饮，口干舌燥，尿频量多，舌边尖红，苔薄黄，脉洪数。

B. 中消

胃热炽盛证：多食易饥，口渴，尿多，形体消瘦，大便干燥，苔黄，脉滑实有力。

C. 下消

肾阴亏虚证：尿频量多，混浊如脂膏，或尿甜，腰膝酸软，乏力，头晕耳鸣，口干唇燥，皮肤干燥、瘙痒，舌红苔，脉细数。

阴阳两虚证：小便频数，混浊如膏，甚至饮一溲一，面容憔悴，耳轮干枯，腰膝酸软，四肢欠温，畏寒肢冷，阳痿或月经不调，舌苔淡白而干，脉沉细无力。

8.2　水疗技术在糖尿病中的临床应用

8.2.1　技术一　水浸排毒疗法

（1）配方一

1）原料：温水一大浴缸，鲜枸杞150g，冬瓜皮100g。

2）用法：先将鲜枸杞、冬瓜皮洗净。放入盆内，加盖用大火煎沸片刻。过滤倒入浴缸内，调至水温为38～40℃，患者将身体浸泡在浴缸内。浸泡至身体发热，稍有微汗为宜。每日1～2次，每次15～20分钟，连续浸泡15～20天为1个疗程。一般3～5个疗程有良好疗效。

3）功效：活血养阴，清热排毒；适用于阴虚内热型糖尿病。

4）备注：糖尿病患者经常用温水浸泡有利于体内胰岛素分泌，但水温不可超过41℃。因糖尿病患者多伴有动脉血管硬化症，应避免高温引起血管病变。

（2）配方二

1）原料：温水一大浴缸，西瓜皮250g，冬瓜皮150g，丝瓜叶50g。

2）用法：将西瓜皮、冬瓜皮、丝瓜叶洗净，放入盆内，倒入清水，加盖用大火煎沸8～10分钟，过滤后倒入浴缸内，加入温水，水温调至38～40℃患者即可进入浴缸内浸泡，泡至全身发热、稍有微汗为宜。每日1～2次，每次15～25分钟，连续浸泡15～20天为1个疗程，一般3～5个疗程可见良好疗效。

3）功效：清热解毒，利尿止渴；适用于糖尿病口渴、小便混浊者。

（3）配方三

1）原料：温水一大浴缸，薄荷15g，苍耳子30g。

2）用法：将薄荷、苍耳子放入盆内，倒入清水，加盖用大火煮沸，过滤倒入浴缸内，再加入温水，水温调至38～40℃。患者将身体放入浴缸内浸泡，泡至周身发热、微汗为宜。每日1～2次，每次15～25分钟，连续浸泡5～7天为1

个疗程，一般2~3个疗程即可见效。

　　3）功效：清热润肤，解毒止痒；适用于糖尿病皮肤瘙痒者。

8.2.2　技术二　茶水排毒疗法

（1）配方一

　　1）原料：清水1000ml，茶叶5g，鲜丝瓜250g。

　　2）制法：将丝瓜洗净，连皮切片，放入锅内，倒入清水，用大火煮沸一下，再冲泡茶叶，即成。

　　3）用法：每日1剂，分2~3次水煎冲泡，当茶饮用。

　　4）功效：清热解毒，养阴止渴；适用于糖尿病。

（2）配方二

　　1）原料：清水1000ml，绿茶5g，生姜25g，食盐3g。

　　2）制法：先将生姜洗净，切成薄片，与食盐一起放入锅内，倒入清水，用大火煮沸一下，再冲泡绿茶，即成。

　　3）用法：每日1剂，分2次水煎冲泡，当茶饮用。

　　4）功效：健脾排毒，生津止渴；适用于糖尿病口渴多饮、心烦尿多等症。

（3）配方三

　　1）原料：清水1000ml，绿茶1g，石斛10g。

　　2）制法：先将石斛放入锅内，倒入清水，用大火煎沸8~10分钟，再冲泡绿茶，即成。

　　3）用法：每日1~2剂，数次水煎冲泡饮用。

　　4）功效：滋阴生津，排毒除热；适用于胃阴虚型糖尿病。

（4）配方四

　　1）原料：清水1000ml，绿茶1g，玉米须60g。

　　2）制法：先将玉米须放入锅内，倒入清水，用大火煎沸5~6分钟，再冲泡绿茶，即成。

　　3）用法：每日1~2剂，数次水煎冲泡，当茶饮用。

　　4）功效：利尿排毒，解渴生津；适用于糖尿病尿浊如膏者。

（5）配方五

　　1）原料：清水1000ml，绿茶1g，罗汉果30g。

　　2）制法：先将罗汉果放入锅内，倒入清水，用大火煎沸5~6分钟，再冲泡绿茶，即成。

　　3）用法：每日1~2剂，数次水煎冲泡，当茶饮用

　　4）功效：清肺热，生津液，排内毒；适用于肺热型糖尿病。

(6) 配方六

1）原料：清水 1000ml，绿茶 1g，山药 30g，黄连 5g。

2）制法：先将山药、黄连放入锅内。倒入清水，用文火煎沸 8～10 分钟，再冲泡绿茶，即成。

3）用法：每日 1 剂，分 2 次水煎冲泡，当茶饮用。

4）功效：清热解毒，生津缩尿；适用于糖尿病口渴、尿多、易饥等。

(7) 配方七

1）原料：清水 1000ml，黄芪 8g，生地 12g，新鲜菠菜根 150g。

2）制法：先将菠菜根洗净，与黄芪、生地一起放入锅内。倒入清水，用大火煎沸 5～6 分钟，即可服用。

3）用法：每日 1 剂，分 2 次水煎，代茶饮用。

4）功效：补虚益气，生津止渴；适用于气虚型糖尿病。

(8) 配方八

1）原料：清水 1000ml，荷叶 60g，山药 30g，冬瓜 15g。

2）制法：将荷叶、山药、冬瓜放入锅内，倒入清水，用文火煎沸 3～10 分钟即成。

3）用法：每日 1 剂，分 2 次水煎，代茶饮用。

4）功效：清热解毒，健脾益肾。

9　高脂血症

9.1　高脂血症的概述

9.1.1　高脂血症的概念

高脂血症是指血脂水平过高，可直接引起一些严重危害人体健康的疾病，如动脉粥样硬化、冠心病、胰腺炎等，是常见而多发的代谢与内分泌疾病之一，又称血脂过高、高脂蛋白血症。

9.1.2　高脂血症的病因病理

（1）西医病因病理

高脂血症病因可分为原发性高脂血症和继发性高脂血症两类。原发性高脂血症与先天性和遗传有关，是由于单基因缺陷或多基因缺陷，使参与脂蛋白转运和代谢的受体、酶或载脂蛋白异常所致，或由于环境因素（饮食、营养、药物）和通过未知的机制而致。继发性高脂血症多发生于代谢性紊乱疾病（糖尿病、高血压、黏液性水肿、甲状腺功能低下、肥胖、肝肾疾病、肾上腺皮质功能亢进），或与其他因素如年龄、性别、季节、饮酒、吸烟、饮食、体力活动、精神紧张、情绪活动等有关。

血脂主要包括胆固醇（或称总胆固醇 TC）和甘油三酯，在血循环中以非游离状态存在，并和蛋白质结合成脂蛋白这样的大分子运输。主要的脂蛋白分类为乳糜微粒、极低密度（前-β）脂蛋白（VLDL）、低密度（β-）脂蛋白（LDL）和高密度（α-）脂蛋白（HDL）。这些脂蛋白是紧密相连的，而分类常是就物理化学特性而言的。例如，电泳移动率及超速离心分离后的密度中主要的脂蛋白转运为甘油三酯，乳糜微粒是最大的脂蛋白携带者，外源性的甘油三酯经过胸导管到静脉系统，在脂肪的毛细血管和肌肉组织中，90%的乳糜甘油三酯通过一组特定的酯酶被转运，乳糜微粒被水解成脂肪酸和甘油进入到脂肪细胞和肌肉细胞中被利用或储存，这种脂酶快速地使 VLDL 中的内源性甘油三酯降解，引起中密度脂蛋白（IDL）丧失甘油三酯和脱辅基蛋白，2~6 小时内 IDL 通过分离更多的甘油三酯而进一步降解成为 LDL，LDL 在血浆中的半衰期为 2~3 天，VLDL 为血浆LDL 的主要来源。

LDL 的排泄不是很清楚，肝脏清除约占 70%，有活性的受体位点清除循环中的大多数 LDL，LDL 则和 LDL 受体结合量很少，但重要的一部分 LDL 被循环中的非–LDL 受体旁路所清除，包括被巨噬细胞上的受体所摄入、清除，巨噬细胞可移动到动脉壁上成为动脉硬化斑上的泡沫细胞。

当食物中的胆固醇（乳糜微粒的残余部分）到达肝脏时，引起细胞内的胆固醇（或肝细胞的胆固醇代谢产物）升高，从而抑制了 LDL 受体合成，亦抑制了 LDL 基因的转录，受体数量的下降引起血浆 LDL 和 TC 水平增高，饱和脂肪酸亦使血浆 LDL 和 TC 水平增高，作用机制为它使 LDL 受体功能下降。在美国，食物胆固醇和饱和脂肪酸的摄入量很高，LDL 血浆水平可高达 25 ~ 40mg/dl（0.65 ~ 1.03mmol/L）——这使冠心病的发病率显著升高。

（2）中医病因病机

外因：乃饮食失节，恣食肥甘，膏粱厚味，醇酒癖饮，戕伐脾胃，运化失司，遂生痰浊。

内因：主要责之于脾脏功能虚衰，健运无权，水津不能四布，浊阴弥漫，致使过多的膏脂进入人体，使血脂升高。

不少高脂血症患者都有家族病史，先天禀赋也是其发病原因之一，以肝肾阴虚为多见，肝肾阴虚，虚火上炎，炼液成痰，或水不涵木，肝之疏泄失常，津液不能正常代谢，可内生痰浊，遂成本病。

七情五志过极，肝气郁结，气滞血瘀，阻塞脉道，也可产生高脂血症，以冠心病患者居多。

血脂犹如营血津液，为人体水谷化生的精微物质，一旦脏腑功能失调，水津内停而成饮，凝聚而成痰，就会出现血脂升高，过量之血脂，实为痰浊也。其发病与肝脾肾功能失调密切相关，痰热、痰湿、痰瘀内生，气滞瘀积阻塞脉道，清阳不升，浊阴不降这是产生本病的关键病机。

9.1.3　高脂血症的临床表现

高脂血症的临床表现主要是脂质在真皮内沉积所引起的黄色瘤和脂质在血管内皮沉积所引起的动脉硬化。尽管高脂血症可引起黄色瘤，但其发生率并不很高；而动脉粥样硬化的发生和发展又是一种缓慢渐进的过程。因此在通常情况下，多数患者并无明显症状和异常体征。不少人是由于其他原因进行血液生化检验时才发现有血浆脂蛋白水平升高。

9.1.4　高脂血症的临床诊断

（1）西医诊断

一般成年人空腹血清中总胆固醇超过 5.72mmol/L、甘油三酯超过 1.70mmol/L，可诊断为高脂血症，而总胆固醇在 5.2 ~ 5.7mmol/L 者称为边缘性升高。

1）高胆固醇血症：血清总胆固醇含量增高，超过 5.72mmol/L，而甘油三酯含量正常，即甘油三酯<1.70mmol/L。

2）高甘油三脂血症：血清中甘油三酯含量增高，超过 1.70mmol/L 而总胆固醇含量正常，即总胆固醇<5.72mmol/L。

3）混合型高脂血症：血清中总胆固醇和甘油三酯含量均增高，即总胆固醇超过 5.27mmol/L，甘油三酯超过 1.70mmol/L。

4）低密度脂蛋白血症：血清高密度脂蛋白-胆固醇（HDL-胆固醇）含量<9.0mmol/L。

高脂血症系指血浆中脂质浓度超过正常范围。由于血浆中脂质大部分与血浆中蛋白质结合，因此该病又称为高脂蛋白血症。血脂包括类脂质及脂肪，类脂质主要是磷脂、糖脂、固醇及类固醇；脂肪主要是甘油三酯。血浆中的胆固醇除来自食物外，人体的肝及大肠也能合成。当食物中摄入胆固醇过多或肝内合成过多，胆固醇排泄过少，胆管阻塞，都会造成高胆固醇血症。甘油三酯是食物中脂肪经小肠吸收后，被消化为非化脂肪酸及甘油三酯，进入肠腔，经肠黏膜细胞再合成甘油三酯，并形成乳糜微粒，经胸导管进入血液循环。同样，甘油三酯也可在肝内利用碳水化合物——糖类为原料而合成，可见多食糖类亦可使甘油三酯升高。

血浆中的脂蛋白是脂质与蛋白质结合的复合体，按密度不同，可分为乳糜微粒、极低密度脂蛋白、低密度脂蛋白及高密度脂蛋白四种，其中高密度脂蛋白是高脂血症的克星，高密度脂蛋白越高，血脂利用率越高。

高脂血症的诊断依据目前根据电泳可分成 I、IIa、IIb、III、IV、V 等六型，各型的原因、临床表现及治疗原则也不一致。我国健康人总脂的正常值为 500 ~ 750mg，胆固醇为 150 ~ 230mg，三酸甘油酯为 90 ~ 120mg，脂蛋白在 400mg 以上，高密度脂蛋白在 40mg 以上。

（2）中医诊断

西医学的高脂血症，中医学一般以"膏浊""血浊""痰浊"称之。《中医诊疗方案（试行）》以"血浊病"作为病名。

1）中医疾病诊断

症状轻重不一。有的可见头重如裹、胸闷、眩晕、乏力等，有的无任何症状。

体征可见形体肥胖、皮肤黄瘤、老年环、肝脾肿大等。

血脂检查可有血清总胆固醇、血清甘油三酯、低密度脂蛋白胆固醇（LDL-ch）增高，高密度脂蛋白胆固醇（HDL-ch）降低。

其他相关的检测指标：血糖、血尿酸、肌酐、尿蛋白定量、甲状腺功能、B超等检查可以明确病因，判断疾病的轻重程度。

2）证候分类

痰浊内阻证：形体肥胖，头重如裹，胸闷，呕恶痰涎，肢重，口淡，食少。舌胖、苔滑腻，脉滑。

气滞血瘀证：胸胁胀闷，走窜疼痛，舌质暗有瘀点或瘀斑，脉弦或涩。

脾虚湿困证：乏力，头晕，胸闷，纳呆，恶心，身困，脘胀，舌淡、体胖大有齿痕、苔白腻，脉细弱或濡缓。

肝肾阴虚证：眩晕，耳鸣，腰酸，膝软，健忘，失眠，口干，舌质红、少苔，脉细数。

9.2 水疗技术在高脂血症中的临床应用

9.2.1 技术一 矿泉排毒疗法

1）用法：患者可以选择食盐泉、碳酸泉、硫黄泉进行温泉浴疗。每日2次，每次30~50分钟。先将双腿浸入温泉，待身体逐渐适应，再进行全身泡浴，浸泡至浑身发热、皮肤发红、大汗淋漓为宜。连续5~7天为1个疗程，一般2~3个疗程即有良效。

2）功效：活血降脂，发汗排毒；适用于高脂血症。

3）备注：高血压、冠心病、脑血栓患者忌用。

9.2.2 技术二 茶水排毒疗法

(1) 配方一

1）原料：开水1瓶，茶叶3g，柿叶12g，山楂15g。

2）制法：将茶叶、柿叶、山楂放入茶杯内，倒入开水，加盖浸泡8~10分钟，即成。

3）用法：每日1剂，数次冲泡，当茶饮用。

4）功效：活血排毒，降脂化结；适用于高脂血症。

(2) 配方二

1）原料：开水1瓶，茶叶5g，荷叶（干品）15g。

2）制法：将茶叶、荷叶放入茶杯内，倒入开水，加盖浸泡8~10分钟，即成。

3）用法：每日1剂，数次冲泡饮用。

4）功效：利水，降脂，化痰；适用于高脂血症。

（3）配方三

1）原料：开水1瓶，乌龙茶6g，山楂15g。

2）制法：将乌龙茶、山楂放入茶杯内，倒入开水，加盖浸泡8～10分钟，即成。

3）用法：每日1剂，数次冲泡，当茶饮用。

4）功效：消积降脂，利水排毒；适用于高脂血症。

（4）配方四

1）原料：清水1000ml，乌龙茶6g，芦根30g，玉米须30g。

2）制法：将芦根、玉米须放入锅内，倒入清水，用大火煮片刻，过滤后，冲泡乌龙茶，即成。

3）用法：每日1剂，分2～3次水煎冲泡，当茶饮用。

4）功效：利水排毒，除湿降脂；适用于高脂血症。

（5）配方五

1）原料：清水1000ml，绞股蓝5g，荷叶（干品）16g，生山楂25g。

2）制法：先将荷叶、山楂切碎，一起放入锅内，倒入清水，用大火煎沸8～10分钟，过滤后再冲泡绞股蓝，即成。

3）用法：每日1剂，分2次水煎冲泡，当茶服用。

4）功效：清热排毒，减肥降脂；适用于高脂血症。

（6）配方六

1）原料：清水1000ml，苦丁茶2g，菊花8g，决明子5g。

2）制法：将菊花、决明子放入锅内，倒入清水，用大火煮沸片刻，过滤后，冲泡苦丁茶，即成。

3）用法：每日1剂，分2次水煎冲泡，当茶饮用。

4）功效：清热解毒，明目降脂；适用于高脂血症。

9.2.3 技术三 水浸排毒疗法

（1）配方一

1）原料：热水1浴缸，冬瓜皮600g，木瓜100g，茯苓250g。

2）用法：先将冬瓜皮、木瓜、茯苓放入盆内，倒入清水，加盖用大火煎沸5～6分钟，过滤后倒入浴缸内，再加入热水，一般水温调至43℃左右，患者即可进行水浸排毒疗法。患者将身体浸泡入热水之中，至周身发热、皮肤发红、大汗淋漓为宜；每日1～2次，每次30～50分钟，连续5～7天为1个疗程，一般2～3个疗程即有良效。

3）功效：活血通脉，发汗排毒；适用于高脂血症。

4）备注：进行水浸排毒减肥时最好配合茶水排毒疗法，既能给身体补充水分，又可以提高疗效。

（2）配方二

1）原料：热水一大浴缸，西瓜皮800g，丝瓜皮300g，菊花60g。

2）用法：先将西瓜皮、丝瓜皮、菊花放入盆内，加盖用大火煎沸8～10分钟。过滤后倒入浴缸内，再倒入热水，水温调至43℃左右。患者即可进入浴缸进行浸泡。泡至全身发热、皮肤发红、大汗淋漓为宜。每日2次，每次30～50分钟，连续5～7天为1个疗程，一般2～3疗程即可见效。

3）功效：活血排毒，清热降脂；适用于高脂血症。

4）备注：进行水浸排毒减肥时，最好配合节食及茶水疗法，这样有利于提高疗效。

10 湿疹

10.1 湿疹的概述

10.1.1 湿疹的概念

湿疹是由多种复杂的内、外因素引起的一种具有多形性皮损和易有渗出倾向的皮肤炎症性反应。本病病因复杂多难以确定。自觉症状瘙痒剧烈。病情易反复，可迁延多年不愈。

10.1.2 湿疹的病因病理

（1）西医病因病理

病因复杂，它的致病因素往往是多方面的。目前认为湿疹主要是由复杂的内外因素引起的一种Ⅳ型迟发型变态反应。患者可能具有一定的素质，这是受遗传因素支配的，故湿疹常发生在特定的人群中，但亦受健康情况及环境因素等条件的影响。

急性期，表皮海绵水肿，棘层内及角层下水疱，可见淋巴细胞及中性粒细胞。真皮浅层小血管扩张、血管周围轻度以淋巴细胞为主的炎性细胞浸润。亚急性、慢性期表皮增厚，有角化不全、角化过度、轻度海绵水肿。慢性期表皮突显著延长。真皮浅层小血管周围轻度以淋巴细胞为主的炎性细胞浸润，毛细血管数目增多，内皮细胞肿胀和增生。

（2）中医病因病机

由于禀赋不耐，饮食失节，或过食辛辣刺激荤腥动风之物，脾胃受损，失其健运，湿热内生，又兼外受风邪，内外两邪相搏，风湿热邪浸淫肌肤所致。急性者以湿热为主；亚急性者多与脾虚湿恋有关；慢性者则多病久耗伤阴血，血虚风燥，乃致肌肤甲错。发于小腿者则常由经脉弛缓、青筋暴露、气血运行不畅、湿热蕴阻、肤失濡养所致。《医宗金鉴·血风疮》指出："此证由肝、脾二经湿热，外受风邪，袭于皮肤，郁于肺经，致遍身生疮。形如粟米，瘙痒无度，抓破时，津脂水浸淫成片，令人烦躁、口渴、瘙痒，日轻夜甚。"指出本病的发生与心、肺、肝、脾四经的病变有密切的关系。

10.1.3 湿疹的临床表现

1）皮疹呈多形性，按皮损表现特点分为急性湿疹、亚急性湿疹和慢性湿疹三种。

急性湿疹：为多数粟粒大红色丘疹、丘疱疹或水疱，尚有明显点状或小片状糜烂、渗液、结痂。损害境界不清。合并感染时可出现脓疱、脓性渗出及痂屑等。

亚急性湿疹：常因急性期损害处理不当迁延而来，皮损以红色丘疹、斑丘疹、鳞屑或结痂为主，兼有少数丘疱疹或水疱及糜烂渗液。

慢性湿疹：多由急性、亚急性湿疹反复不愈转化而来，皮损为暗红或棕红色斑或斑丘疹，常融合增厚呈苔藓样变，表面有鳞屑、抓痕和血痂，周围散在少数丘疹、斑丘疹等。皮损在一定诱因下可急性发作。

2）皮疹可发生在任何部位，但以外露部位及屈侧为多见；皮疹往往对称分布。

3）自觉瘙痒剧烈。

4）病程不规则，常反复发作，迁延难愈。

5）常见特定部位的湿疹有耳湿疹、手足湿疹、乳房湿疹、肛门外生殖器湿疹、小腿湿疹等。

10.1.4 湿疹的临床诊断

（1）西医诊断

根据急性期多形性、对称性皮损和有渗出倾向、瘙痒剧烈等特点以及慢性苔藓样变皮损等特征，本病一般不难诊断。

（2）中医诊断

西医学的"湿疹"大致可归属于中医学"湿疮"范畴。湿疮是由禀性不耐，风湿热邪客于肌肤而成。皮疹呈多种形态，发无定位，为易于湿烂流津的瘙痒性渗出性皮肤病。又据其发病部位不同而名称各异。如生于小腿的叫"臁疮"，生于肘窝或腘窝部叫"四弯风"，生于阴囊叫"绣球风"等名称不下十余种。

10.2 水疗技术在湿疹中的临床应用

10.2.1 技术一 燕麦浴

1）持续时间和频率：按摩前或按摩后做 20 分钟，对暴发病例可在家中治疗，每天可做 2 次。

2）操作步骤：①在向浴盆内加水时放入燕麦。②让患者在浴盆里停留 20

分钟。

10.2.2 技术二 碳酸氢钠浴

1）持续时间和频率：按摩前或按摩后做 20 分钟，对暴发病例可在家中治疗，每天可做 2 次。

2）操作步骤：在向浴盆内加水时放入碳酸氢钠，让患者在浴盆内停留 20 分钟。

10.2.3 技术三 茶水排毒疗法

（1）配方一

1）原料：清水 1000ml，菊花 9g，金银花 12g，蝉蜕 4.5g，甘草 6g。

2）制法：先将金银花、蝉蜕、甘草放入锅内，倒入清水，用大火煎沸 6～8 分钟，再冲泡菊花，即可服用。

3）用法：每日 1 剂，2 次水煎，冲泡饮用。

4）功效：清热排毒，利湿止痒；适用于湿疹。

（2）配方二

1）原料：清水 1000ml，绿茶 2g，鲜马齿苋 250g。

2）制法：先将马齿苋洗净，放入锅内，倒入清水，用大火煎沸片刻，再冲泡绿茶，即成。

3）用法：每日 1 剂，2 次水煎冲泡，当茶饮用。

4）功效：清热解毒，利湿止痒；适用于湿疹。

（3）配方三

1）原料：清水 1000ml，绿茶 1g，金银花 9g，薏苡仁 15g，土茯苓 30g，生地 12g，甘草 6g。

2）制法：先将金银花、薏苡仁、土茯苓、生地、甘草放入锅内，倒入清水，用大火煎沸 6～8 分钟，再冲泡绿茶，即成。

3）用法：每日 1 剂，2 次水煎冲泡，当茶饮用。

4）功效：利湿排毒，祛风止痒；适用于湿疹。

（4）配方四

1）原料：清水 1000ml，绿茶 2g，槐树叶 10g，玉米须、米糠各 20g。

2）制法：先将槐树叶、玉米须、米糠放入锅内，倒入清水，用大火煎沸 6～8 分钟，再冲泡绿茶，即可服用。

3）用法：每日 1 剂，2 次水煎，冲泡饮用。

4）功效：清热排毒，利湿止痒；适用于湿疹。

（5）配方五

1）原料：清水 1000ml，绿茶 1g，防己 9g，苡仁 30g，白术、茯苓各 15g，甘草 3g。

2）制法：先将防己、苡仁、白术、茯苓、甘草放入锅内，倒入清水，用大火煎沸 6～8 分钟，再冲泡绿茶，即成。

3）用法：每日 1 剂，2 次水煎，冲泡饮用。

4）功效：清湿热，排内毒，止瘙痒；适用于湿疹。

10.2.4　技术四　水浸排毒疗法

（1）配方一

1）原料：清水一大盆，土荆芥 50g，野菊花 150g，千里光 100g，食盐 30g。

2）用法：先将土荆芥、野菊花、千里光放入盆内，倒入清水，用大火煎沸至药液剩一半时，再加入食盐煎沸几下。待水温热时，浸洗患处，每日 2 次，每次浸洗 20～30 分钟，连用 5～7 天。

3）功效：清热解毒，利湿润肤；适用于急性湿疹、糜烂性湿疹。

4）备注：每剂药可连用 2～3 天。

（2）配方二

1）原料：清水一小盆，冬桑叶 30g，苦参 60g，白鲜皮 6g，山豆根 12g，黄柏、苍术各 15g。

2）用法：将冬桑叶、苦参、白鲜皮、山豆根、黄柏、苍术放入锅内，倒入清水，加盖用文火煮沸 8～10 分钟，趁热让热气熏于患处。待温热时，浸洗患处。每日 2 次，每次浸洗 25～30 分钟，连续浸泡 5～7 天。

3）功效：清湿热，排内毒，消炎症；适用于急性湿疹。

（3）配方三

1）原料：清水一小盆，茶叶 15g，苏叶 15g，黄柏 9g，明矾 6g，甘草 6g。

2）用法：将茶叶、苏叶、黄柏、明矾、甘草放入盆内，倒入清水，用大火煎沸一下。待水温热时，浸洗患处，每日 2 次，每次浸洗 25～30 分钟，连续浸泡 5～7 天。

3）功效：清热解毒，利湿止痒；适用于急性湿疹。

（4）配方四

1）原料：清水一小盆，野菊花 30g，臭梧桐 30g，明矾 10g，地肤子 30g。

2）用法：将野菊花、臭梧桐、明矾、地肤子放入盆内，倒入清水，用大火煎沸 5～6 分钟。待水温热时，浸洗患处。每日 2 次，每次 25～30 分钟，连续浸泡 5～7 天。

3）功效：清热利湿，收敛疗疮；适用于慢性湿疹。

（5）配方五

1）原料：热水半浴缸，新鲜马齿苋300g。

2）用法：将马齿苋洗净，切碎，放入盆内，倒入清水，用大火煎沸片刻，趁热让热气熏于患处。待水温热时倒入浴缸内，加入热水至大半浴缸，患者将身体放入浸泡。每日2次，每次25~30分钟，连续浸泡5~7天。

3）功效：清热解毒，利湿止痒；适用于湿疹。

10.2.5 技术五 湿敷排毒疗法

（1）配方一

1）原料：鲜野菊花叶200g，纱布2块。

2）用法：将野菊花叶洗净，沥干水分，捣烂绞汁，放入纱布浸湿，拧至半干，湿敷于患处，盖上纱布，外用胶布固定。每日换2次，连敷5~7天。

3）功效：清热解毒，利湿止痒；适用于湿疹。

（2）配方二

1）原料：番茄1~2只，纱布2块。

2）用法：将番茄洗净，沥干水分，捣烂绞汁，用纱布浸湿，湿敷患处，盖上纱布，放上一层塑料纸，外用胶布固定，每日换1~2次，连敷5~7天。

3）功效：清热利湿，排毒止痒；适用于湿疹。

（3）配方三

1）原料：新鲜红薯1个，纱布2块。

2）用法：将红薯洗净，去皮，捣烂绞汁，用纱布浸湿，湿敷患处，盖上纱布，加上塑料纸，外用胶布固定。每天换1~2次，连敷5~7天。

3）功效：利湿排脓，润肤止痒；适用于湿疹。

（4）配方四

1）原料：苦瓜叶适量，纱布2块。

2）用法：将苦瓜叶洗净，沥干水分，捣烂绞汁，用纱布浸湿，湿敷患处，盖上纱布，加上塑料纸，外用胶布固定。每日换2次，连敷5~7天。

3）功效：清热解毒，利湿止痒；适用于湿疹。

11 痛经

11.1 痛经的概述

11.1.1 痛经的概念

痛经为妇科最常见的症状之一，是指行经前后或月经期出现下腹部疼痛、坠胀，伴有腰酸或其他不适，症状严重影响生活质量者。约50%妇女均有痛经，其中10%痛经严重。痛经分为原发性痛经和继发性痛经两类，前者是指生殖器官无器质性病变的痛经，后者系指由于盆腔器质性疾病如子宫内膜异位症、盆腔炎或宫颈狭窄等所引起的痛经。

11.1.2 痛经的病因病理

(1) 西医病因病理

原发性痛经一般均认为应归咎于以下几种原因：内膜管型脱落（膜性痛经）、子宫发育不全、子宫屈曲、颈管狭窄、不良体姿及体质因素、变态反应状态及精神因素等。继发性痛经病因有：先天性子宫畸形（包括双角子宫、残角子宫、阴道横膈等）、盆腔炎症、子宫腺肌病、子宫肌瘤、子宫息肉、子宫粘连、宫颈管狭窄、卵巢囊肿及盆腔瘀血综合征等。

痛经的发生除体质、精神因素外，主要与患者分泌期子宫内膜内前列腺素（PG）F2α含量过高有关。故痛经经常发生在有排卵的月经周期。PGF2α是在孕激素作用下的分泌期子宫内膜内合成，其受体在子宫肌壁，月经期子宫内膜破碎，PGF2α即被释放出来，刺激子宫肌肉强烈收缩，使子宫内压力增高，局部血流量减少、缺血、缺氧，从而引起疼痛。另外，宫颈管狭窄、子宫过度倾曲，导致经血外流不畅，亦可引起痛经。

(2) 中医病因病机

痛经的发病有情志所伤、起居不慎或六淫为害等不同病因，并与素体及月经期、经期前后特殊的生理环境有关。其发病机制主要是在这期间受到致病因素的影响，导致冲任瘀阻或寒凝经脉，使气血运行不畅，胞宫经血流通受阻，以致"不通则痛"；或冲任、胞宫失于濡养，不容而痛。其病位在冲任、胞宫，变化在气血，表现为痛症。其所以随月经发作，是与经期冲任气血变化有关。非行经期间，冲任气血平和，致病因素尚未能引起冲任、胞宫气血瘀滞或不足，故不发生疼痛，而在经期或经期前后，由于血海由满盈而泻溢，气血变化急骤，致病因素乘时而作，便可发生痛经。

11.1.3　痛经的临床表现

对疼痛的反应是主观性的，由医生对患者的询问不应夸大或忽略患者的不适。询问病史非常重要，并且应该包括以下几个问题：疼痛何时发生？疼痛发生时患者采取哪些措施？有其他症状吗？口服避孕药可以减轻疼痛吗？疼痛会越来越重吗？

由于痛经与排卵周期相关，一般不会发生在月经初潮时，而是发生在青春晚期。14%～26%青春期女性由于痛经不能上学或上班。典型的是，疼痛发生在月经的第一天，通常为月经开始的时间，但也有人直到月经第二天才开始疼痛。疼痛呈痉挛性、阵发性。严重时面色发白、出冷汗、全身无力、四肢厥冷。恶心、呕吐、腹泻和头痛也较常见。

11.1.4　痛经的临床诊断

原发性痛经的诊断：原发性痛经，指经妇科检查生殖器官无明显器质性病变者，多发生于月经初潮后2～3年的青春期少女或已生育的年轻妇女，主要在于排除继发性痛经的可能。应详细询问病史，注意疼痛开始的时间、类型及特征。根据①初潮后1～2年内发病；②在出现月经血或在此之前几个小时开始痛，疼痛持续时间不超过48～72小时；③疼痛性质属痉挛性或类似分娩产痛；④妇科双合诊或肛诊阴性可得出原发性痛经之诊断。

继发性痛经：盆腔炎症发作史、月经周期不规则、月经过多、放置宫腔节育器、不育等病史有助于继发性痛经之诊断。生殖器官有明显的器质性病变者，经妇科检查、B型超声显像、腹腔镜等技术检查有盆腔炎、子宫肿瘤、子宫内膜异位病变致痛经。

11.2　水疗技术在痛经中的临床应用

月经间期的强身治疗，在月经开始前12小时停止这类治疗。

11.2.1　技术一　每天冷热交替盆腔淋浴

1）持续时间和频率：时间为10分钟。

2）特别说明：也可使用冷热交替坐浴。

3）操作步骤：①手持喷淋器，用可以耐受的热水喷淋盆腔2分钟。②用能够耐受的冷水喷淋1分钟。③重复步骤①、②两次，共做3轮。

11.2.2　技术二　每周做冷热交替治疗

1）注意事项：避免患者背部烫伤。

2）持续时间和频率：时间为45分钟。在按摩时进行，每周1次。

3）操作步骤：①在按摩床上放两个热罨或充满热水的扁平塑料热水袋，让患者仰卧其上，患者从肩胛到大腿的上部均和热罨或热水袋相接触。②从腹部到耻骨盖上热罨或湿布上放加热垫。③加热15分钟，此时在身体其他部位做按摩。④去掉腹部的热罨或加热器。⑤让患者转向一侧。⑥在刚加热的部位用能够耐受的冷水进行冷手套摩擦30秒钟，即在腹部和后背（从大腿上部到肩胛中部）进行冷手套摩擦。⑦让患者仰卧，从腹部到耻骨部位再加热。⑧加热时间为15分钟。⑨重复步骤⑤、⑥，在侧卧时做冷手套摩擦。⑩重复步骤⑦～⑨，共做3轮。⑪腹部开始按摩。

11.2.3　技术三　缓解月经期疼痛的治疗

1）治疗：应用湿热疗法。

2）持续时间和频率：按摩时做20分钟。

3）操作步骤：患者俯卧位，腰部放置扁平塑料热水袋或橡胶水袋，把另一个轻的湿热装置（扁平塑料袋热水袋，湿敷布上放加热垫或热罨）放在下腹部，停留20分钟以内。

12   新生儿黄疸

12.1   新生儿黄疸的概述

12.1.1   新生儿黄疸的概念

新生儿黄疸是指新生儿时期（出生28天内），由于胆红素代谢异常引起血中胆红素水平升高而出现皮肤、黏膜及巩膜黄疸为特征的病症。本病有生理性和病理性之分。生理性黄疸在出生后2~3天出现，4~6天达到高峰，7~10天消退，早产儿持续时间较长，除有轻微食欲缺乏外，无其他临床症状。若生后24小时即出现黄疸，2~3周仍不退，甚至继续加深加重或消退后重复出现或生后一周至数周内才开始出现黄疸，均为病理性黄疸。

12.1.2   新生儿黄疸的病因病理

（1）西医病因病理

由于新生儿胆红素代谢具有胆红素生成较多、运转胆红素能力不足、肝功能发育未完善、肠肝循环的特性等特点，新生儿摄取、结合、排泄胆红素的能力仅为成人的1%~2%，因此极易出现黄疸，尤其当新生儿处于饥饿、缺氧、胎粪排出延迟、脱水、酸中毒、头颅血肿或颅内出血等状态时黄疸加重。

许多疾病可引起病理性黄疸，病因复杂，如早产儿、缺血缺氧、母子血型不合、先天性酶缺乏、遗传性红细胞形态异常、先天性胆管系统闭塞畸形、胆汁黏稠综合征及各种病原所致的宫内外感染。

由于大量红细胞的破坏，形成大量的非结合胆红素，超过肝细胞的摄取、结合与排泄能力。另一方面，由于溶血造成的贫血、缺氧和红细胞破坏产物的毒性作用，削弱了肝细胞对胆红素的代谢功能，使非结合胆红素在血中潴留，超过正常水平而出现此症。

（2）中医病因病机

结合小儿的特点和临床实际，黄疸的发病原因与小儿母亲素体内蕴湿邪及生后感染湿邪关系密切。

五脏之中脾为土脏，土在五色为黄，其性喜燥恶湿，一旦湿邪困脾必然影响脾的生理功能。而单纯湿邪尚不能导致发黄，黄为土之色，逼土色外现者，以湿热为主要病因，另外还有寒湿之邪。再从儿科的特点看，小儿"脾常不足"，兼之其母内蕴湿邪，在产前或出生时传于胎儿，两因相合使小儿更易出现湿困于脾而发黄的症状。

12.1.3　新生儿黄疸的临床表现

1）生理性黄疸轻者呈浅黄色，局限于面颈部，或波及躯干，巩膜亦可黄染，2~3日后消退，至第5~6日皮色恢复正常；重者黄疸同样先头后足可遍及全身，呕吐物及脑脊液等也能黄染，时间长达1周以上，特别是个别早产儿可持续至4周，其粪仍系黄色，尿中无胆红素。

2）黄疸色泽轻者呈浅黄色，重者颜色较深，但皮肤红润、黄里透红。

3）黄疸部位多见于躯干、巩膜及四肢近端，一般不过肘膝。

4）新生儿一般情况好，无贫血，肝脾不肿大，肝功能正常，不发生胆红素脑病。

5）早产儿生理性黄疸较足月儿多见，可略延迟1~2天出现，黄疸程度较重消退也较迟，可延至2~4周。

12.1.4　新生儿黄疸的临床诊断

由于新生儿黄疸常见、产生原因较多并且发病机制复杂，除要详细询问病史、全面体格检查及必要的组织和影像学检查外，按照一定步骤选择适当的实验室检查对黄疸的诊断和鉴别诊断甚为重要。

12.2　水疗技术在新生儿黄疸中的临床应用

12.2.1　技术一

1）配方：黄连、茵陈、黄柏、黄芩、茯苓、栀子、泽泻各10g。

2）用法：将上药煎沸去渣，水温35~40℃，水疗10分钟，每天1~2次。

3）功效：清热利湿退黄；适用于新生儿黄疸。

12.2.2　技术二

1）配方：茵陈、茯苓、泽泻各10g，制附子5g，干姜3g。

2）用法：将上药煎沸去渣，水温33~40℃，水疗10~15分钟，每天1~2次，5天为1个疗程。

3）疗效：温补脾肾退黄；适用于阴黄类胎黄。

12.2.3 技术三

1）配方：黄柏30g。

2）用法：将上药煎沸去渣，水温35～40℃，水疗10～15分钟，每天1～2次。

3）功效：清湿热，除胎黄；适用于新生儿黄疸。

12.2.4 技术四

1）配方：大黄、黄柏、山栀各10g。

2）用法：将上药煎沸去渣，水温35～40℃，水疗10～15分钟，每天2次，3天为1个疗程。

3）功效：清热利湿退黄；适用于新生儿黄疸。

12.2.5 技术五

1）配方：茵陈、栀子、大黄、防风、紫苏各10g。

2）用法：将上药煎沸去渣，水温35～40℃，水疗10～15分钟，每天1次。

3）功效：清热解毒，利湿除秽。

13　小儿急性上呼吸道感染

13.1　小儿急性上呼吸道感染的概述

13.1.1　小儿急性上呼吸道感染的概念

小儿急性上呼吸道感染，是指喉部以上、上呼吸道鼻咽部的急性感染，亦简称"上感"。小儿感冒以病毒为主，除此外可有支原体和细菌感染。全年均可发生，以冬春季较多。幼儿期发病最多，学龄儿童逐渐减少。

13.1.2　小儿急性上呼吸道感染的病因病理

(1)　西医病因病理

1)　病因

A.　病原体

病毒：占急性上呼吸道感染的 90% 左右，常见的病毒有黏病毒，包括流行性感冒病毒（A 及 B 型）、副流感病毒（1、2、3、4 型）、呼吸道合胞病毒等；腺病毒，目前有 30 余种血清型可致轻重不等的上呼吸道感染；小核糖核酸病毒；包括柯萨奇病毒 A、B 组、ECHO 病毒以及鼻病毒。

细菌：细菌感染多为继发，因为病毒感染损害了上呼吸道局部防御功能，致使上呼吸道潜伏菌乘机侵入。少数为原发感染，常见细胞为 β 型 A 族溶血性链球菌、肺炎球菌、葡萄球菌及流感嗜血杆菌等。亦可为病毒与细菌混合感染。

B.　诱发因素

解剖、生理特点：处于生长发育阶段，全身及局部免疫功能低下，防卫能力差。

疾病影响：先天性疾病，常见的如兔唇、腭裂、先心病及免疫缺陷病等；急性传染病，如麻疹、水痘、猩红热及流行性腮腺炎等，此外肺结核变为常见诱因；营养性疾病，如营养不良、贫血、佝偻病及小儿腹泻等。

环境因素：卫生习惯及生活条件不良，如住处拥挤、通风不良、阴暗潮湿、阳光不足、家长吸烟、护理不周及患儿平日缺乏锻炼，防御功能更低下；气候骤变，如寒冷易引起鼻部黏膜舒缩功能紊乱，有利于上呼吸道感染的发生。

2）病理：80% ~90%的小儿感冒是由病毒引起的，能引起小儿感冒的病毒有200多种；10% ~20%的小儿感冒是由细菌所引起的。1岁以内的婴儿由于免疫系统尚未发育成熟，所以更容易患小儿感冒。流感病毒与敏感的呼吸道上皮细胞接触时很快依靠其表层的血凝素吸附于细胞表面的特异受体，病毒包膜和细胞膜融合，使细胞外层发生间隙，同时病毒在细胞外脱去外膜（脱衣），将病毒内核基因直接经细胞间隙，进入细胞质内，在病毒体RNA转录酶和细胞RNA多聚酶的参与下，进行病毒复制与繁殖，然后各种病毒成分移行至细胞膜进行装配，成熟后被隆起的细胞膜包围，形成新的有感染性的病毒体，病毒脱离细胞表面后又可以同样方式侵入邻近上皮细胞，使呼吸道发生炎性病症。病情严重者病毒可经淋巴及血循环侵入其他组织器官，但一般很少发生病毒血症。虽然也有学者报道从脑、心、肌肉等组织中分离到流感病毒。临床所见高热、白细胞数降低、心肌炎、脑炎等大都为中毒表现。

（2）中医病因病机

本病的病因有外感因素和正虚因素。主要病因为感受外邪，以风邪为主，常兼杂寒、热、暑、湿、燥等，亦有感受时行疫毒所致。外邪侵犯人体，是否发病，还与正气之强弱有关，当小儿卫外功能减弱时遭遇外邪侵袭，则易于感邪发病。

感冒的病变脏腑在肺，随病情变化，可累及肝脾；外邪经口鼻或皮毛侵犯肺卫。肺司呼吸，外合皮毛，主腠理开合，开窍于鼻。皮毛开合失司，卫阳被遏，故恶寒发热，头痛身痛。咽喉为肺之门户，外邪上受，可见鼻塞流涕、咽喉红肿；肺失清肃，则见喷嚏咳嗽。风为百病之长，风邪常兼夹寒、热、暑、湿等病因为患，病理演变上可见兼夹热邪的风热证、兼夹寒邪的风寒证及兼夹暑湿的湿困中焦等证。

肺脏受邪，失于清肃，津液凝聚为痰，壅结咽喉，阻于气道，加剧咳嗽，此即感冒夹痰。小儿脾常不足，感受外邪后往往影响中焦气机，减弱运化功能，致乳食停积不化，阻滞中焦，出现脘腹胀满、不思乳食，或伴呕吐、泄泻，此即感冒夹滞。小儿神气怯弱，感邪之后热扰肝经，易导致心神不宁、生痰动风，出现一时性惊厥，此即感冒夹惊。

13.1.3 小儿急性上呼吸道感染的临床表现

潜伏期大多为2~3日或稍久。

轻症只有鼻部症状，如流清鼻涕、鼻塞、喷嚏等，也可有流泪、微咳或咽部不适，可在3~4天内自然痊愈。如感染涉及鼻咽部，常有发热、咽痛、扁桃体炎及咽后壁淋巴组织充血和增生，有时淋巴结可稍肿大。发热可持续2~3日至1周左右。婴幼儿容易发生呕吐及腹泻。

重证体温可达39~40℃或更高，伴有冷感、头痛、全身无力、食欲锐减、睡眠不安等，不久即可咽部微红，发生疱疹和溃疡，称疱疹性咽炎。有时红肿明显，波及扁桃体，出现滤泡性脓性渗出物，咽痛和全身症状均加重，鼻咽分泌物从稀薄变成黏稠。颌下淋巴结显著肿大，压痛也明显。如炎症波及鼻窦、中耳或气管，则发生其他症状，全身症状也较严重。较严重症状中，要注意高热惊厥和急性腹痛，并与其他疾病做鉴别诊断。

13.1.4　小儿急性上呼吸道感染的临床诊断

1）有受凉、受潮或有与本病患者接触史。

2）年长儿仅有鼻塞、流涕、微热及咽部干痛或有恶心、呕吐、腹痛等，婴幼儿患者可因鼻塞而拒奶或呼吸急促。

3）咽部充血，有的扁桃体充血、肿胀。

4）体征除咽部有不同程度充血外，余均正常，有时有痰鸣音，咳嗽后消失。

5）一般病毒感染时白细胞计数减少或接近正常，早期中性粒细胞百分数可稍高，并发细菌感染时，白细胞计数及中性粒细胞百分数可增高。

6）X线检查阴性，但咽部分泌物细菌培养或病毒分离、双份血清抗体效价测定或荧光免疫检查可有阳性发现（必要时做）。

13.2　水疗技术在小儿急性上呼吸道感染中的临床应用

13.2.1　技术一

1）配方：连翘、银花、菊花、荆芥、板蓝根各20~30g，薄荷、重楼各10g。

2）用法：将上药煎液水疗。

3）功效：辛凉解表。

13.2.2　技术二

1）配方：紫苏、柴胡、荆芥、薄荷，4岁以下各用20g，4岁以上各用30g。

2）用法：将上药煎煮5分钟除渣，水温35~40℃，水疗10~15分钟，每天1次。或用药物液体20ml保留灌肠。

3）功效：疏风清热；适用于风热感冒。

13.2.3　技术三

CCSOS小儿感冒水疗1号、2号、3号，针对小儿感冒的中医分型，对证治疗，一般治疗 3～4 天。每天 1 次，每次 15～20 分钟，具有退热、减轻临床症状、缩短病程的作用。

13.2.4　技术四

1）配方：芦根、桑叶、菊花、薄荷各 15g。

2）用法：将上药煎沸 5 分钟，在 33～40℃的温水中水疗，擦胸、腹部，每次 10～15 分钟，覆被微汗，每天 1 次。

14 小儿发热

14.1 小儿发热的概述

14.1.1 小儿发热的概念

小儿的肛温>37.8℃、舌下温度>37.5℃、腋下温度>37.4℃时为发热。肛温高于39.5℃或舌下温度高于39℃者为高热，舌下温度高于40.5℃为超高热。发热是儿科临床最常见的症状之一，骤然高热可引起小儿惊厥，持续高热对机体可产生各种不利的影响。

14.1.2 小儿发热的病因病理

(1) 西医病因病理

1）病因

A. 急性高热

感染性疾病：急性传染病早期、各系统急性感染性疾病。

非感染疾病：暑热症、新生儿脱水热、颅内损伤、惊厥及癫痫大发作等。

变态反应：过敏、异体血清、疫苗接种反应、输液及输血反应等。

B. 长期高热

少见病：恶性肿瘤（白血病、恶性淋巴瘤、恶性组织细胞增生症）、结缔组织病。

2）病理：发热可使吞噬细胞活动性增强，抗体生成增多，白细胞内酶的活力及肝脏的解毒功能增强，抵御疾病的侵袭，促进机体恢复。因此，如发热不是太高，一般情况尚好，不应盲目或急于降温治疗。但是发热过久或高热持续不退，对机体有一定危害性。可使代谢加快，耗氧量增加，脂肪代谢发生紊乱而致酮血症，发生自身蛋白质的破坏而致消瘦，脑皮质兴奋、抑制功能失调，消化液分泌减少，消化酶活力降低，胃肠功能紊乱等，出现一系列严重症状，加重病情，影响机体恢复。

(2) 中医病因病机

中医认为发热原因分为外感、内伤两类。外感发热，因感受六淫之邪及疫疠之气所致；内伤发热，多由饮食劳倦或七情变化，导致阴阳失调，气血虚衰所致。

发热是机体正气与邪气相争、阴阳失调的一种病理反应。一般来说，有"阳盛则热"和"阴虚发热"两种基本病机。

14.1.3　小儿发热的临床表现

多数小儿发热尤其是急性传染病发热，可分三个阶段：体温上升、高热持续和体温下降。

1）体温上升（寒战）期：其临床表现则为皮色苍白，体表温度下降，患者感觉发冷，严重者感到恶寒，继而出现"鸡皮"和"寒战"。与此同时由于肌肉的收缩和肌张力升高，肝糖原分解，代谢增强，从而产热增多，体温不断上升，直至血液温度达到下丘脑的体温"调定点"为止。

2）高温持续（高热）期：此期患者表现为皮肤血管舒张，汗腺又开始活动，故出现皮肤发红，自觉燥热，呼吸加快，出汗增多，以蒸发水分散热。

3）体温下降（退热）期：此期患儿开始出汗，皮肤较为潮湿（出汗是速效的散热反应），大量出汗可造成脱水，故要注意水和电解质的补充。

14.1.4　小儿发热的临床诊断

注意起病缓急、发热日期、时间，系低热（38℃左右）、高热（39℃以上）或超高热（40.5℃以上），热型为稽留热、弛张热抑或间歇热。有何伴随症状，有无受凉或传染病接触史、不洁饮食史、疫水或禽畜接触史。起病后曾用药物的名称、剂量、效果。是否曾行预防接种，有无气温过高或多汗、饮水不足等情况。

注意有无前囟隆起、搏动有力、皮肤黄染、皮疹或出血点、浅表淋巴结肿大、肝脾肿大、颈项强直及神经系统异常体征，详查心肺及腹部情况，长期发热者还应注意体重、精神状况与出汗情况。

血常规、血沉，必要时送血培养、血涂片找异常血细胞或疟原虫。酌情做结核菌素试验、抗"O"、嗜异性凝集试验、肥达反应和有关血清凝集试验及补体结合试验等。尿、便常规及培养病原菌，咽分泌物培养。疑有脑膜炎者，腰椎穿刺取脑脊液检查。必要时取血、尿、便或局部分泌物做病毒分离。

必要时做超声检查。

14.2　水疗技术在小儿发热中的临床应用

14.2.1　技术一

1）配方：柴胡、荆芥、紫苏、薄荷各20～30g。
2）用法：将上药煎煮5～10分钟去渣，水温30～35℃，水疗10～15分钟。

3）功效：主治小儿外感高热不退。

14.2.2　技术二

1）配方：银花、黄芪、板蓝根各 15g，连翘、薄荷、檀香片（后下）各 30g，蒲公英 25g，冰片 3g（研细兑入）。水疗 10～15 分钟。

2）功效：辛凉解表，解毒清热。

14.2.3　技术三

1）配方：香薷、藿香、紫苏各 15g，薄荷、荆芥、葛根、甘草各 10g，黄连 9g。煎沸去渣取液，水温 30～35℃，水疗 10～15 分钟。

2）功效：清解暑热，芳香化湿；适用于小儿暑热。

14.2.4　技术四

1）配方：连翘、黄芩、藿香、羌活、葛根、钩藤各 25g，蒲公英、生石膏各 50g，大黄 10g。

2）用法：将上药煎煮去渣，水温 30～35℃，水疗 10～15 分钟。

3）功效：清热解表，通络除热；适用于小儿高热。

14.2.5　技术五

1）配方：生石膏 25%，麝香 8.1%，葛根 5.5%，连翘 8.1%，钩藤 8.1%，羌活 8.1%，黄芩 8.1%，蒲公英 24%，大黄 5%。浴洗，每次 15～30 分钟。

2）功效：解毒清热。

14.2.6　技术六

1）配方：银花、连翘、黄芪、板蓝根、竹叶各 25g，薄荷、檀香片（后下）各 20g，大青叶 30g，冰片 3g（研细兑入）。

2）用法：将上药煎煮 5 分钟，滤汁加入冰片水疗。

3）功效：辛凉解表、清热。

14.2.7　技术七

CCSOS 退热水疗 1 号：采用湖南生长的两种草药液加泰美石活化后，水疗高热不退的婴儿，一般只需 1～2 天就能退热，尤其适合化脓性扁桃体炎和病毒性感染的高热不退，有效率达 97%，如果同时用此药吹入咽喉部效果更佳。

宜忌：以上各方洗浴时忌受风。

15　小儿脑瘫

15.1　小儿脑瘫的概述

15.1.1　小儿脑瘫的概念

脑性瘫痪简称脑瘫，指出生前至出生后 1 个月内的发育时期各种原因所致的非进行性脑损伤综合征，其主要表现为运动发育迟缓，自主运动困难的中枢性运动障碍及姿势异常。脑瘫是造成儿童运动功能伤残的主要原因之一，在 1~7 岁儿童中，脑瘫患病率为 0.1%~0.4%，随着新生儿死亡率的降低，过去很难存活的危重新生儿及极低体重儿被抢救成活，近十多年来小儿脑瘫的患病率呈增高趋势，而患儿疾病的预后则取决于脑瘫的早期发现和早期有效治疗。

15.1.2　小儿脑瘫的病因病理

（1）西医病因病理

产前因素最常见，包括遗传和染色体疾病、先天性感染、脑发育畸形或发育不良、胎儿脑缺血缺氧致脑室周围白质软化或基底节受损等。围产因素指发生在分娩开始到生后一周内的脑损伤，包括脑水肿、新生儿休克、脑内出血、败血症或中枢神经系统感染、缺血缺氧性脑病等。围产因素可能是引起早产儿脑瘫的重要原因。晚期新生儿以后的因素包括从 1 周至 3 或 4 岁间发生的中枢神经系统感染、脑血管病、头颅外伤、中毒等各种引起非进行性脑损伤的病因。早产和宫内发育迟缓虽然不是脑瘫的直接原因，但它们是脑瘫的重要高危因素。母亲宫内炎症或绒毛膜羊膜炎，作为一项潜在的危险因素已经越来越被引起重视。

病理改变与病因及发育中的脑对各种致病因素的易损伤性有关。妊娠早期致病因素主要引起神经元增殖和移行异常，可发生无脑回、巨脑回、多小脑回、脑裂畸形及神经元异位。在早产儿中最常见的病理改变是脑室周围白质软化和脑室周围出血性梗死。足月儿中的病理类型复杂多样，常与缺氧缺血性脑损伤有关。大理石状态则是在基底节和丘脑中出现神经元丢失和神经胶质增生，并伴有髓鞘化增加，从而呈现出大理石样纹理，是胆红素脑病的典型改变，也见于缺氧缺血性脑损伤。

（2）中医病因病机

小儿脑瘫的名称在中医古文献中没有明确记载，按照其症状，可以归类于小儿五迟五软。五迟五软的病因主要有先天禀赋不足，亦有属后天失于调养者。先天因素：父精不足，母血气虚，禀赋不足；或母孕时患病、药物受害等不利因素遗患胎儿，以致早产、难产，生子多弱，先天精气未充，髓脑未满，脏气虚弱，筋骨肌肉失养而成。后天因素：小儿生后，护理不当，或平素乳食不足，哺养失调，或体弱多病，或大病之后失于调养，以致脾胃亏损、气血虚弱、筋骨肌肉失于滋养所致。

五迟五软的病机总为五脏不足，气血虚弱，精髓不充，导致生长发育障碍。肾主骨，肝主筋，脾主肌肉，人能站立行走，需要筋骨肌肉协调运动。若肝肾脾不足，则筋骨肌肉失养，可出现立迟、行迟；头项软而无力，不能抬举；手软无力下垂，不能握举；足软无力，难于行走。齿为骨之余，若肾精不足，可见牙齿迟出。发为血之余，肾之苗，若肾气不充，血虚失养，可见发迟或发稀而枯。言为心声，脑为髓海，若心气不足，肾精不充，髓海不足，则见言语迟缓，智力不聪。脾开窍于口，又主肌肉，若脾气不足，则可见口软乏力，咀嚼困难；肌肉软弱，松弛无力。

15.1.3 小儿脑瘫的临床表现

脑性瘫痪的症状在婴儿期表现常以异常姿势和运动发育落后为主诉。虽然患儿的脑损害或者脑发育异常是非进展性的，但随着脑损伤的修复和发育过程，其临床表现常有改变。如严重新生儿缺血缺氧性脑病，在婴儿早期常表现为肌张力低下，以后逐渐转变为肌张力增高。平衡功能障碍需婴儿发育到坐甚至站立时才能表现出来。关节挛缩和脊柱畸形等继发改变也是逐渐发展出来的。可以伴有癫痫、智力低下、感觉障碍、行为障碍等。这些伴随疾病有时也可能成为脑瘫儿童的主要残疾。

15.1.4 小儿脑瘫的临床诊断

1）中枢性运动障碍。
2）如能明确病因，其病因发生在出生前或出生后一个月以内。
3）症状在婴儿时期出现。
4）可伴有智力低下、癫痫、行为异常、感知觉障碍及其他异常。

15.2 水疗技术在小儿脑瘫中的临床应用

15.2.1 技术一

1）配方：全蝎、蜈蚣、天麻、僵蚕各适量。

2）用法：将上药研成细末，煮沸 5 分钟，水温 36 ~ 40℃，水疗 30 分钟，配合水中按摩。

3）功效：息风解毒；适用于肌张力增高、痉挛者和角弓反张及尖足者。

15.2.2　技术二

1）配方：钩藤 10g，天竺黄、连翘心、天麻、全蝎、茯神各 8g，石菖蒲、蝉蜕、羌活各 6g。

2）用法：将上药加水煎煮 20 分钟，去渣取汁，水温 37 ~ 40℃，水疗 20 分钟，每天 1 次，同时水中按摩。

3）功效：镇惊息风；适用于脑瘫所致的肌张力增高者。

15.2.3　技术三

1）配方：钩藤、连翘、天花粉、竹茹、炒栀子各 1g，琥珀、石菖蒲、龙齿、白术、党参、白芍、茯神、炒枣仁各 6g。

2）用法：将上药加水煎煮 20 分钟，去渣取汁，在 37 ~ 40℃ 的温水中水疗，每天 1 次，每次 20 ~ 30 分钟，同时用 CCSOS 水中按摩法按摩。

3）功效：平肝清热、健脾化痰；适用于脑瘫所致的肌张力增高者。

15.2.4　技术四

1）配方：钩藤、龙齿、薄荷、厚朴、陈皮、焦山楂、麦芽各 10g，黄芩、栀子、连翘各 5g。

2）用法：将上药加水煎煮 20 分钟，去渣取汁，水温 37 ~ 40℃，水疗 15 ~ 20 分钟。每天 1 次，同时水中按摩，并口服本方剂。

3）功效：消积导滞，清热镇惊；适用于脑瘫所致的肌张力增高者。

15.2.5　技术五

1）配方：僵蚕、薄荷、生姜各 10g，枯矾 3g。

2）用法：将前 3 种中药研细煮沸。枯矾研细为末后下，水温 37 ~ 40℃，水疗 15 ~ 20 分钟，每天 1 次，同时水中按摩。

水疗加推拿，可推阳池 10 分钟、补脾 10 分钟、二马 10 分钟、平肝 5 分钟、小天心 5 分钟。

15.2.6　技术六

1）配方：熟地、黄精、山药各 30g，鹿茸 3g，石菖蒲、茯苓各 30g，远志、丹参、陈皮、枳实各15g。

2）用法：将上药加水煮沸，去渣取汁，水温37～40℃，水疗15～20分钟，同时水中按摩、导频治疗等，并口服本方剂。

3）功效：补肾健脾；适用于脑瘫所致的肌张力降低或正常肌力的患者。

15.2.7　技术七

1）配方：党参、石菖蒲、麦冬、远志、川芎、当归各15g，乳香5g。

2）用法：以上前6味药煮沸，去渣取汁，乳香研细后下，水疗15～20分钟，配合水中按摩。

3）功效：养心开窍，健脾助运；适用于脑瘫所致的肌张力降低或正常肌力的患者。

15.2.8　技术八

1）配方：党参、茯苓、茯神、白术、白芍、熟地、当归、黄芪、川芎、石菖蒲、山药各15g。

2）用法：上中药粉碎加水煮沸，水温38～40℃，水疗20分钟，配合水中按摩。可同时口服本方剂。

3）功效：健脾补肾；适用于脑瘫所致肌张力低下，头项软弱、倾斜、不能挺立，肌肉松弛，智力障碍，神情呆滞等症状。

16 小儿惊厥

16.1 小儿惊厥的概述

16.1.1 小儿惊厥的概念

小儿惊厥是小儿时期常见的一种急重病症，以临床出现抽搐、昏迷为主要特征。又称"惊厥"，俗名"抽风"。中医学称小儿惊风。任何季节均可发生，一般以1~5岁的小儿为多见，年龄越小，发病率越高。其症情往往比较凶险，变化迅速，威胁小儿生命。其中伴有发热者，多为感染性疾病所致，不伴有发热者，多为非感染性疾病所致，除常见的癫痫外，还有水及电解质紊乱、低血糖、药物中毒、食物中毒、遗传代谢性疾病、脑外伤、脑瘤等。

16.1.2 小儿惊厥的病因病理

(1) 西医病因病理

1) 病因

A. 感染性疾病

颅内感染：如细菌、病毒、原虫、真菌等引起的脑膜炎、脑炎及脑脓肿。

颅外感染：如高热惊厥、其他部位感染引起的中毒性脑病、败血症、破伤风等。

B. 非感染性疾病

颅内疾病：原发癫痫、脑占位性病变（如肿瘤、囊肿、血肿）、先天脑发育异常、脑外伤等。

颅外疾病：窒息、缺血缺氧性脑病、各类中毒、各类内分泌代谢紊乱性疾病及严重的心、肺、肾疾病。

2) 病理：惊厥是一种暂时性神经系统紊乱。因小儿大脑皮质发育尚未完善，神经髓鞘未完全形成，因此较弱的刺激也能在大脑皮质形成强烈兴奋灶并迅速泛化，导致神经细胞突然大量、异常、反复放电而引起惊厥。

(2) 中医病因病机

急惊风：病因以外感六淫、疫毒之邪为主，偶有暴受惊恐所致。外感六淫，皆能致痉，尤以风邪、暑邪、湿热疫疠之气为主。小儿肌肤薄弱，腠理不密，极易感受时邪，由表入里，邪气枭张而壮热，热极化火，火盛生痰，甚则入营入血，内陷心包，引动肝风，出现高热神昏、抽风惊厥、发斑吐衄，或见正不胜邪，内闭外脱。若因饮食不节，或误食污染有毒之食物，郁结肠胃，痰热内伏，壅塞不消，气机不利，郁而化火。痰火湿浊，蒙蔽心包，引动肝风，则可见高热昏厥，抽风不止，呕吐腹痛，痢下秽臭。

小儿神气怯弱，元气未充，不耐意外刺激，若目触异物，耳闻巨声，或不慎跌仆，暴受惊恐，使神明受扰，肝风内动，出现惊叫惊跳，抽搐神昏。

慢惊风：由于暴吐暴泻，久吐久泻，或因急惊反复发作，过用峻利之品，以及它病误汗误下，以致脾阳不振，木旺生风。或因禀赋不足，脾肾素亏，长期腹泻，阳气外泄，先则脾阳受损，继则伤及肾阳，而致脾肾阳虚，虚极生风，即所谓"纯阴无阳"之慢脾风证。急惊风或温热病后，迁延未愈，耗伤阴津，肾阴亏损，肝木失于滋养，肝血不足，筋失濡养，可致水不涵木，阴虚风动。

急惊风的主要病机是热、痰、惊、风的相互影响，互为因果。其主要病位在心肝两经。小儿外感时邪，易从热化，热盛生痰，热极生风，痰盛发惊，惊盛生风，则发为急惊风。

慢惊风病位在肝、脾、肾，病理性质以虚为主，多系脾胃受损，土虚木旺化风；或脾肾阳虚，虚极生风；或肝肾阴虚，筋脉失养生风。

16.1.3　小儿惊厥的临床表现

惊厥发作前少数患者可有先兆。

如在问诊或体检时，见到下列临床征象的任何一项，应警惕惊厥的发作。

极度烦躁或不时"惊跳"，精神紧张；神情惊恐，四肢肌张力突然增加；呼吸突然急促、暂停或不规律（新生儿尤需注意）；体温骤升，面色剧变；瞳孔大小不等。

多数为骤然发作。典型者为突然意识丧失或跌倒，两眼上翻或凝视、斜视，头向后仰或转向一侧，口吐白沫，牙关紧闭，面部、四肢呈强直性或阵挛性抽搐伴有呼吸屏气、发绀、大小便失禁，经数秒、数分或十数分钟后惊厥停止，进入昏睡状态。

在发作时或发作后不久检查，可见瞳孔散大、对光反应迟钝、病理反射阳性等体征，发作停止后不久意识恢复。低钙血症抽搐时，患儿可意识清楚。

若意识尚未恢复前再次抽搐或抽搐反复发作呈持续状态者，提示病情严重，可因脑水肿、呼吸衰竭而死亡。

如局限性抽搐部位恒定，常有定位意义。

部分病例，仅有口角、眼角轻微抽动，或一肢体抽动或两侧肢体交替抽动。

　　新生儿惊厥表现为全身性抽动者不多，常表现为呼吸节律不整或暂停，阵发性青紫或苍白，两眼凝视，眼球震颤，眨眼动作或吸吮、咀嚼动作等。发作持续时间不一，有时很短暂，须仔细观察才能做出正确诊断。

16.1.4　小儿惊厥的临床诊断

　　1）年龄：由于不同年龄发生惊厥原因不同，故寻找病因时要考虑到年龄。

　　新生儿期：产伤、窒息、颅内出血、败血症、脑膜炎、破伤风和胆红素脑病多见。有时也应考虑到脑发育缺陷、代谢异常、巨细胞病毒感染及弓形虫病等。

　　婴幼儿期：高热惊厥、中毒性脑病、颅内感染、手足搐搦症、婴儿痉挛症多见。有时也应注意到脑发育缺陷、脑损伤后遗症、药物中毒、低血糖症等。

　　年长儿：中毒性脑病、颅内感染、癫痫、中毒多见。有时需注意颅内占位性病变和高血压脑病等。

　　2）季节：某些传染病的发生具有明显的季节性。冬春季应注意流行性脑脊髓膜炎及其他呼吸道传染病，夏秋季应多考虑乙型脑炎及肠道传染病如菌痢、伤寒等。冬末春初时易发生维生素 D 缺乏性手足搐搦症及 CO 中毒。白果、桃仁、苦杏仁中毒都具有一定季节性。

　　3）病史：有无发热：有热惊厥多为感染所致，应详细询问传染病接触史及当地的流行情况。个别非感染惊厥有时亦可发热如持续癫痫、白果中毒等。无热惊厥大多为非感染性，应详询出生史、喂养史、智力与体格发育情况，既往类似发作史和误服有毒物质史及或脑外伤史。但严重感染在反应性差的小儿（尤其新生儿）可无发热，有时甚至体温上升。

　　伴随症状：头痛、呕吐、咳嗽、胸痛、腹泻、意识障碍等。

　　4）体检：惊厥发作时，应进行紧急止惊，同时注意观察抽搐情况及重点查体。待惊厥停止后进行全面体检。注意神志、瞳孔大小、面色、呼吸、脉搏、肌张力、皮疹和瘀点。重点检查神经系统，注意有无定位体征、脑膜刺激征和病理反射。此外，应注意心音、心律、杂音、肺部啰音和肝脾大小以及血压高低。婴幼儿应检查前囟门、颅骨缝，必要时做眼底检查。

16.2　水疗技术在小儿惊厥中的临床应用

16.2.1　技术一

　　1）配方：金银花20g，薄荷15g。

　　2）用法：上药用开水浸泡 5 分钟，滤取药物加入乙醇 15ml，再加温水至100ml，擦洗曲池、大椎、风池、风府及腋下等穴位。

3）功效：清热解毒，疏散风热；主治外感发热所致的高热惊厥。

16.2.2 技术二

1）配方：蜂房30g或燕窝泥适量。

2）用法：将蜂房或燕窝泥加水煎煮除渣，水温36～40℃，水疗10～15分钟。

3）功效：清热降温；适合于发热抽搐者。

17 多动症

17.1 多动症的概述

17.1.1 多动症的概念

多动症是注意缺陷与多动障碍的俗称，指发生于儿童时期，与同龄儿童相比，以明显注意集中困难、注意持续时间短暂、活动过度或冲动为主要特征的一组综合征。多动症是在儿童中较为常见的一种障碍，其患病率一般报道为3%~5%，男女比例4~9:1。

17.1.2 多动症的病因病理

（1）西医病因病理

1）病因

A. 脑神经递质数量不足。如去甲肾上腺素、多巴胺等脑内神经递质浓度降低，削弱了中枢神经系统的抑制活动，使孩子动作增多。因此，多动症儿童首先必须考虑药物治疗。非母乳喂养的儿童，父母尤其应该注意这一原因。

B. 脑组织器质性损害。母亲孕期患高血压、甲状腺肥大、肾炎、贫血、低热、先兆流产、感冒等；分娩过程异常；儿童出生后1~2年内，中枢神经系统有感染或外伤。这样的儿童易患多动症。

C. 遗传因素。一部分观点认为，先天体质缺陷、器官异常、染色体异常及父母的精神病等遗传因素，会不同程度地影响孩子的脑功能，造成其先天体质缺陷，从而导致多动。

D. 其他因素。教育方法不当及早期智力开发过量，环境压力远远超过孩子心理的承受能力，导致孩子心理发育滞后，自控能力降低。另外，过量摄入食物中的人工色素和含铅的食物，虽不一定达到铅中毒，但可能会导致多动症。

2）病理：多动症儿童的大脑形态变化：多动症的儿童做检查，可发现多动症儿童右前脑的宽度比对照组儿童右前脑的宽度小；对一组有学习困难的儿童进行检查，发现其前额与多动症儿童的相似。研究还发现，多动症儿童的胼胝体的膝部、压部及胼胝体前部至压部区域在形态上也比对照组小。这些资料表明，形态上的一些改变，反映了右大脑半球可能在结构上存在区域性变异。

多动症儿童的脑血流变化：实验检查多动症儿童的脑血流变化，发现多动症儿童额叶中央区和尾状核的血流灌注减少。同时发现，无论是注意障碍伴有多动或伴有其他神经精神症状的儿童组，在纹状体和脑室周围后部的血流减少；相反，在主要感觉区和感觉运动区（包括枕叶和主要听区）的血流灌注相对增加，这就可能使儿童有意（主动）注意的能力不足，而无意（被动）注意的能力相对过强。

多动症儿童的大脑糖代谢的变化：患多动症患者与正常人的大脑糖代谢有显著差异，大脑皮质某些区域糖代谢降低，会导致注意障碍和行为失控。

多动症儿童的脑电图改变：当儿童患有多动症时，脑电图会有轻微的变化，尤其是多动症儿童额叶的前中部至中央运动区的皮层受损时，会引起脑功能的轻微改变，随即可出现波幅增高、频率变慢的异常波形。

多动症儿童的脑诱发电位变化：多动症儿童的核心问题是注意力不集中。注意集中属于主动注意，注意不集中属于被动注意。正常儿童这两种注意是有显著差异的，当主动注意时，脑诱发电位波幅大，被动注意时，脑诱发电位波幅小，显示电位有明显变化。多动症儿童由于注意集中困难，主动注意时脑诱发电位波幅较小，而被动注意时脑诱发电位波幅降低不多，显示电位的变化率不大。因此，多动症儿童与正常儿童的脑诱发电位有明显差异。

（2）中医病因病机

先天禀赋不足，产时或产后损伤，或后天护养不当，病后失养，忧思惊恐过度等为主要发病原因。

本病病位涉及心肝脾肾，病理性质为本虚标实，阴虚为本，阳亢、痰浊、瘀血为标。《素问·生气通天论》说："阴平阳秘，精神乃治，"人的精神情志活动正常，有赖于人体阴阳平衡。而人的行为变化，又常呈阴静阳躁，动静平衡必须阴平阳秘才能维持。因此，阴阳平衡失调为本病的主要发病机制。小儿稚阴稚阳，先天禀赋不足，后天失于调护，稍有感触，即易阴阳偏颇，阴虚阳亢，阳动无制。心主血藏神，心阴不足，则心火有余，而现心神不宁，多动不安；肝体阴而用阳，其志怒，肝肾阴虚，肝阳上亢，则致注意力不集中，性情冲动执拗；脾为至阴之脏，性静，脾失濡养，则静谧不足，兴趣多变，言语冒失，心思不定，不能自控；肾为先天之本，肾精不足，脑海不充则神志不聪而善忘。

17.1.3　多动症的临床表现

1）婴儿期：约30%的多动症儿童出生后就显得多动，不安宁，易激惹，过分哭闹、叫喊，母子关系不协调。

2）幼儿期：有 50%～60% 多动症儿童在 2～3 岁时就显得与其他小孩不一样，特别不听话，难管教，睡眠不安，常有遗尿，大多饮食差，培养排便、睡眠习惯均困难。

3）学龄前期：症状渐明显，做事注意力不集中，注意时间短暂，活动过多，不能静坐，爱发脾气，不服管理，缺乏自控能力，参加集体活动困难，情绪不稳，破坏东西，玩具满地撒，不爱惜、不整理，对动物残忍，有攻击性、冲动性行为，常和小朋友打闹。

4）学龄期：多动症的一切症状都显露出来，如注意力集中时间短暂，上课不专心听课，容易分散注意力，学习困难，不能完成作业，忍受挫折的耐受性差，对刺激的反应过强，冲动任性，情绪不稳，有攻击行为，与同伴相处困难，是班上的"小丑"。

5）中学时期：活动过多可能逐渐减少，仍注意力集中困难，接受教育能力迟钝，缺乏自尊心和动力，办事不可靠，有攻击性、冲动性行为，对刺激反应过强，有过失行为，情绪波动，说谎，逃学，容易发生事故或少年犯罪。

6）成年时期：多动明显减少，仍有半数以上的人和正常人有所不同。多数人注意容易转移，冲动，情感暴发，易与人争执或打斗，与同事关系紧张，参加集体活动有困难，酗酒嗜赌，工作不能胜任，缺乏理想和毅力，事业上难有进展。

17.1.4 多动症的临床诊断

1989 年，我国中华神经精神学会通过的《精神疾病分类方案与诊断标准》（第二版）中，对注意缺乏多动障碍确定了以下诊断标准。起病于学龄前期，病程至少持续 6 个月，具备下列行为中 4 项的诊断为注意缺乏多动障碍儿童。

1）需要其静坐的场合下难以静坐，常常动个不停。

2）容易兴奋和冲动。

3）常干扰其他儿童的活动。

4）做事常有始无终。

5）注意难以保持集中，常易转移。

6）要求必须立即得到满足，否则就产生情绪反应。

7）经常多话，好插话或喧闹。

8）难以遵守集体活动的秩序和纪律。

9）学习成绩差，但不是由智力障碍引起。

10）动作笨拙，精巧动作较差。

17.2 水疗技术在多动症中的临床应用

17.2.1 技术一

1）配方：芡实、益智仁、山药、金樱子、桑螵蛸各 25g，远志、五味子、杜仲各 10g。

2）用法：将上药加水煎煮 20 分钟，过滤取药汁加入温水中，游泳或水疗 30 分钟。

3）功效：补肾益气，宁神益智；适用于肾气虚型伴注意力不集中、学习成绩差、小便频数或遗尿、舌质淡苔薄白、脉细弱无力的多动症。

17.2.2 技术二

1）配方：桃仁、红花、赤芍、川芎、熟地、鸡血藤、酸枣仁各 12g，石菖蒲、益智仁、龙骨、牡蛎各 15g。

2）用法：用水煎煮上药 20 分钟，过滤取药液加入 38～40℃ 的温水中，水疗 20～30 分钟。同方口服。

3）功效：活血化瘀、养血生精、宁神益智；适用于瘀血内阻型伴冲动任性、多动不安、学习困难和有产伤、颅脑损伤或跌仆史以及舌质偏暗有瘀点、苔少，脉细涩的多动症。

17.2.3 技术三

1）配方：黄芪、党参、柏子仁各 15g，当归、茯神、远志、五味子、甘草各 12g，小麦 30g，大枣 5 枚。

2）功效：健脾益气、养心安神；适用于多梦易惊、动作行为杂乱、心神涣散明显、形体偏瘦或虚胖的多动症。

17.2.4 技术四

1）配方：熟地、龟甲各 12g，玄参、白芍、栀子、青橘叶各 9g，生龙骨、生牡蛎各 18g，知母、黄柏、甘草各 6g。

2）功效：滋阴潜阳，宁神益智；适用于肾阴不足、肝火偏旺型伴急躁易怒、冲动任性、难以自抑、五心烦热、口干咽燥、大便秘结、脉弦细的多动症。

18   小儿功能性消化不良

18.1   小儿功能性消化不良的概述

18.1.1   小儿功能性消化不良的概念

小儿功能性消化不良是指来源于胃十二指肠的消化功能障碍症状，即有持续存在或反复发作的上腹部痛、腹胀、早饱、嗳气、厌食、泛酸、恶心、呕吐等，并可排除解释该症状的器质性、全身性、代谢性疾病。

据报道，每年有20%~30%的人群有慢性反复发作的消化不良症状，部分患者症状可严重或持久，从而影响其生活质量。功能性消化不良的患者主诉各异，又缺乏肯定的特异病理生理基础，因此，对这一部分患者，曾有许多命名，主要有功能性消化不良、非溃疡性消化不良、特发性消化不良、原发性消化不良、胀气性消化不良、上腹不适综合征等，目前国际上多采用前三种命名，而"功能性消化不良"尤为大多数学者所接受。

西医学的"小儿功能性消化不良"大致可归属于中医学"小儿积滞"范畴。小儿积滞是指小儿乳食不节，停滞中脘，食积不化所致的一种脾胃病证。临床以不思乳食、食而不化、腹部胀满、大便不调等为特征。

18.1.2   小儿功能性消化不良的病因病理

功能性消化不良的病因不明，其发病机制亦不清楚。目前认为是多种因素综合作用的结果。这些因素包括了饮食和环境、胃酸分泌、幽门螺杆菌感染、消化道运动功能异常、内脏感觉异常、脑肠肽、中枢神经与肠神经功能紊乱、心理因素及一些其他胃肠功能紊乱性疾病的参与，如胃食管反流性疾病（GERD）、吞气症、肠易激综合征等。

1）饮食与环境因素：功能性消化不良患者的症状往往与饮食有关，许多患者常常主诉一些含气饮料、咖啡、柠檬或其他水果以及油炸类食物会加重消化不良。虽然双盲法食物诱发试验对食物诱因的意义提出了质疑，但许多患儿仍在避免上述食物并平衡了膳食结构后感到症状有所减轻。

2）胃酸：部分功能性消化不良的患者会出现溃疡样症状，如饥饿痛，在进食后渐缓解，腹部指点压痛，当给予制酸剂或者抑酸药物症状可在短期内缓解。

这些都是提示这类患者的发病与胃酸有关。

然而绝大多数研究证实功能性消化不良患者基础胃酸和最大胃酸分泌量没有增加，胃酸分泌与溃疡样症状无关，症状程度与最大胃酸分泌也无相关性。所以，胃酸在功能性消化不良发病中的作用需进一步研究。

3）慢性胃炎、十二指肠炎：功能性消化不良患者中有30%~50%经组织学检查证实为胃窦胃炎，欧洲不少国家将慢性胃炎视为功能性消化不良，认为慢性胃炎可能通过神经、体液因素影响胃的运动功能，也有学者认为非糜烂性十二指肠也属于功能性消化不良。应当指出的是，功能性消化不良症状的轻重并不与胃黏膜炎症病变相互平行。

4）幽门螺杆菌感染：幽门螺杆菌（HP）感染是一种革兰阴性细菌，一般定植于胃的黏膜层表面。无症状成人中HP的感染率在35%以上，90%以上的十二指肠溃疡患者存在HP。铋剂加抗生素可以根除HP，使组织学胃炎消退，还可以使溃疡的复发率从每年的80%以上降至每年的10%以下。所以HP是十二指肠壶腹部溃疡和慢性胃窦炎的重要原因，这一点已基本明确。

但HP慢性感染与功能性消化不良关系的研究结果差异很大。HP阳性的功能性消化不良患者根除HP治疗后其消化不良症状并不一定随之消失。最近的一项研究提出，根治HP从长期来说，可能对症状缓解有益，但不能立即生效。儿童中的研究却发现功能性消化不良的HP感染率明显高于健康儿童（$P<0.01$），经抗HP治疗者消化不良症状可以消失。因此，HP在功能性消化不良中的作用还需进一步的研究。

5）胃肠运动功能：现在许多研究都认为功能性消化不良其实是胃肠道功能紊乱的一种。它与其他胃肠功能紊乱性疾病有相似的发病机制。

6）内脏感觉异常：内脏高敏感使引起内脏疼痛或不适的刺激阈值降低，并使内脏对生理性刺激产生不适感或伤害性刺激反应强烈。许多功能性消化不良的患者对生理或轻微有害刺激的感受异常或过于敏感。临床研究表明，功能性消化不良患者感知阈明显低于正常人，表明患者感觉过敏。

7）心理社会因素：心理学因素是否与功能性消化不良的发病有关一直存在着争议。目前尚无明确的证据表明功能性消化不良症状与精神异常或慢性应激有关。功能性消化不良患者重大生活应激事件的数量也不一定高于其他人群，但很可能这样的患者对应激的感受程度要更高。

8）其他胃肠功能紊乱性疾病：胃食管反流性疾病（GERD）：烧心和反流是食管反流的特异性症状，但是许多GERD的患者并无此明显症状，有些患者主诉既有烧心又有消化不良。根据各类报告，有充分的理由认为食管反流性疾病和某些功能性消化不良的病例有关。

吞气症：许多患者常下意识地吞入过量的空气，导致腹胀、饱胀和嗳气，这种情况也常继发于应激或焦虑。

肠易激综合征（IBS）：功能性消化不良与其他胃肠道紊乱之间常常有许多重叠。约 1/3 的 IBS 患者有消化不良症状；功能性消化不良患者中有 IBS 症状的比例也近似。

18.1.3　小儿功能性消化不良的临床表现

临床症状主要包括上腹痛、腹胀、早饱、嗳气、厌食、烧心、泛酸、恶心和呕吐。病程多在 2 年以内，症状可反复发作，也可在相当一段时间内无症状。可以某一病症为主，也可有多个症状的叠加。

起病前多有伤食伤乳史。临床上一般出现食少，甚则不思食，纳呆，脘腹胀满，嗳腐吞酸，大便酸臭或秘结，可伴呕吐酸腐及不消化食物或吐乳、腹痛、泄泻等其他脾胃症状。小婴儿有时以吐舌、弄舌、流涎、哭闹不安为主要表现；年长儿则以脘胀、腹痛、呕吐为表现。一般都兼有手足心热、睡卧不安的表现。若积滞化热，则见身热夜甚，天明则退，肚腹灼热，兼见盗汗、睡卧不宁、磨牙、口臭腹胀、便秘纳呆等症。若素体脾胃虚弱，积滞内停或积滞日久损伤脾胃则可伴脾虚见症，如面黄体瘦、神萎纳呆、大便清稀酸臭等。

18.1.4　小儿功能性消化不良的临床诊断

对于功能性消化不良的诊断，首先应排除器质性消化不良。除了仔细询问病史及全面检查外，还应进行以下器械及实验室检查：①血常规；②粪隐血试验；③上消化道内镜；④肝胆胰超声；⑤肝肾功能；⑥血糖；⑦甲状腺功能；⑧胸部 X 线检查。其中①～④为第一线检查，⑤～⑧为可选择性检查，多数根据第一线检查即可基本确定功能性消化不良的诊断。

此外，近年来开展的胃食管 24 小时 pH 监测、超声或放射性核素胃排空检查、胃肠道压力测定等多种胃肠道动力检查手段在 FD 的诊断与鉴别诊断上也起到了十分重要的作用。许多原因不明的腹痛、恶心、呕吐患者往往经胃肠道动力检查找到了病因，这些检查也逐渐开始应用于儿科患者。

由于儿科对功能性消化不良尚没有一个明确的定义，因此，只能采用成人的标准。

1）儿童在生长发育过程中，在一年之内至少有 12 周发生过反复的腹痛。
2）在上腹出现过持续性或反复发作性不适感。
3）经过内镜或影像学检查未发现能解释这些症状的疾病。
4）这种消化不良不能用排便过程或粪便形状异常来解释。

诊断是采用临床上常用的排除方法，经过内镜和影像学检查，除外上消化道黏膜炎症、溃疡、炎症性肠病、肝胆系统和胰腺的疾病以及与非消化道疾病无关者。

18.2　水疗技术在小儿功能性消化不良中的临床应用

18.2.1　技术一

1）配方：枳实、木香、陈皮、莱菔子各 10g。
2）用法：上药水煎，水温 30～40℃，水疗 10～15 分钟，每天 1 次。
3）功效：主治乳食不化所致的积滞。

18.2.2　技术二

1）配方：白术、枳实、大黄、槟榔、皮硝各 5～10g。
2）用法：上药共研粗末，和匀，煎沸 5 分钟，水疗并擦洗自胸口至小腹部，每天 1～2 次。
3）功效：健脾消食，荡涤化积；适用于小儿积滞。

18.2.3　技术三

1）配方：大黄、厚朴、枳实各 10～15g。
2）用法：煎煮去渣，水温 35～40℃，水疗 15～20 分钟，每天 1 次。
3）功效：清胃腑，泻大肠，解腹胀。

18.2.4　技术四

1）配方：党参、白术、麦芽、陈皮各 10～15g。
2）用法：将上药水煎，洗浴患儿，每天 1 次。
3）功效：主治脾虚积滞。

18.2.5　技术五

水疗同时配合推拿治疗小儿积滞。
1）穴位：脾俞。
2）定位：第 11 胸椎旁开 1.5 寸。
3）操作方法：拇指揉或推法 50～100 次。
4）功效：健脾胃、助运化、利水湿；适合于脾胃虚弱、消化不良、四肢乏力者。

18.2.6 技术六

水疗同时配合推拿治疗小儿积滞。

1）穴位：神阙。

2）定位：肚脐处。

3）操作方法：掌心按在肚脐，旋转按摩 200 ~ 400 次。

4）功能：补益气血，健脾和胃；适合于食少腹胀、泄泻腹痛、体质虚弱者。

19 小儿腹泻

19.1 小儿腹泻的概述

19.1.1 小儿腹泻的概念

小儿腹泻,是多病原、多因素引起的以腹泻为主的一组疾病。其主要特点为大便次数增多和性状改变,可伴有发热、呕吐、腹痛等症状及不同程度水、电解质紊乱和酸碱平衡失调。病原可由病毒(主要为人类轮状病毒及其他肠道病毒)、细菌(致病性大肠杆菌、产毒性大肠杆菌、出血性大肠杆菌、侵袭性大肠杆菌、鼠伤寒沙门菌、空肠弯曲菌、耶氏菌和金黄色葡萄球菌等)、寄生虫、真菌等引起。肠道外感染、滥用抗生素所致的肠道菌群紊乱、过敏、喂养不当及气候因素也可致病。本病是 2 岁以下婴幼儿的常见病。

19.1.2 小儿腹泻的病因病理

(1) 西医病因病理

1) 病因

A. 感染因素

肠道内感染:可由病毒、细菌、真菌、寄生虫引起,以前两者多见,尤其是病毒。

病毒感染:寒冷季节的小儿腹泻 80% 由病毒感染引起。病毒性肠炎主要病原为轮状病毒,其次有诺如病毒、星状病毒、科萨奇病毒、埃可病毒、冠状病毒等。

细菌感染:致腹泻大肠杆菌,包括致病性大肠杆菌、产毒性大肠杆菌、侵袭性大肠杆菌、出血性大肠杆菌及黏附–聚集性大肠杆菌;弯曲菌,与肠炎有关的弯曲菌属有空肠型、结肠型和胎儿型 3 种,95% ~99% 弯曲菌肠炎是由胎儿弯曲菌及空肠弯曲菌引起的;其他,包括耶尔森菌、沙门菌(主要为鼠伤寒和其他非伤寒、副伤寒沙门菌)、嗜水气单胞菌、难辨梭状芽孢杆菌、金黄色葡萄球菌、绿脓杆菌、变形杆菌等。

真菌:致腹泻的真菌有念珠菌、曲菌、毛霉菌等。婴儿以白色念珠菌多见。

寄生虫:常见为蓝氏贾第鞭毛虫、阿米巴原虫和隐孢子虫等。

肠道外感染:有时引起消化功能紊乱,亦可产生腹泻症状,即症状性腹泻。

年龄越小越多见。腹泻不严重，大便性状改变轻微，为稀糊便，含少许黏液，无大量水分及脓血，大便次数略增多，常见于上呼吸道感染、支气管肺炎、中耳炎等，随着原发病的好转腹泻症状渐消失。

使用抗生素引起的腹泻：常表现为慢性、迁延性腹泻。由于长期使用广谱抗生素，一方面使肠道有害菌如耐药金黄色葡萄球菌、难辨梭状芽孢杆菌、绿脓杆菌等大量繁殖，另一方面使双歧杆菌等有益菌减少，微生态失衡而出现腹泻，大便的性状与细菌侵袭的部位有关，病情可轻可重。

B. 非感染因素

饮食护理不当：多见于人工喂养儿。喂养不定时、不适当或以淀粉类食品为主食，或饮食中脂肪过多及断奶后突然改变食物品种，均能引起轻至中度腹泻（消化不良）。气候突然变化，腹部受凉使肠蠕动增加；天气过热，消化液分泌减少；由于口渴，吸乳过多，增加消化道负担，均易诱发腹泻。大便为稀薄或蛋花汤样，无脓血和酸臭味，如不及时控制，易并发肠道感染。

过敏性腹泻：如对牛奶或大豆制品过敏而引起的腹泻。

原发性或继发性双糖酶（主要是乳糖酶）缺乏或活性降低：肠道对糖吸收不良引起腹泻。

气候因素：气候突然变化、腹部受凉使肠蠕动增加；天气过热消化液分泌减少或由于口渴饮奶过多等都可以诱发消化功能紊乱导致腹泻。

2）病理

A. 感染性腹泻

病毒性肠炎：各种病毒侵入肠道后，在小肠绒毛顶端的柱状上皮细胞上复制，使细胞发生空泡变性和坏死，其微绒毛肿胀、不规则和变短，受累的肠黏膜上皮细胞脱落，陷窝上皮迅速增生，自陷窝向外发展，覆盖小肠腔表面，这些增生上皮不能很快分化，无消化吸收功能，致小肠黏膜回吸收水分和电解质的能力受到损害，肠液在肠腔里大量积聚而引起腹泻。同时，发生病变的肠黏膜细胞分泌双糖酶不足，活性降低，使食物中糖类消化不良而积滞在肠内，并被细菌分解成小分子的短链有机酸，使肠液的渗透压增高；双糖的分解不全导致微绒毛上皮细胞钠转运功能障碍，两者均造成水和电解质的进一步丧失。

细菌性肠炎肠道感染的病原菌不同，发病机制亦不同。

肠毒素性肠炎：各种产毒素的细菌可引起分泌性腹泻，如霍乱弧菌、空肠弯曲菌、产毒性大肠杆菌和金黄色葡萄球菌等。病原体侵入肠道后，先黏附在肠上皮细胞刷状缘，并在其表面定居、繁殖，不侵入肠黏膜，然后细菌在肠腔中释放毒素，一种为不耐热肠毒素，与小肠细胞膜上的受体结合后激活腺苷酸环化酶，使三磷腺苷转变为环磷腺苷，使细胞内环磷腺苷增多，抑制小肠绒毛上皮细胞吸收钠、氯和水，并促进肠腺分泌氯；另一种为耐热肠毒素，它通过激活鸟苷酸环化酶，使三磷酸鸟苷转变为环磷酸鸟苷，环磷酸鸟苷增多后亦使肠上皮细胞减少钠、氯和水的吸收，促进氯分泌。两者均使小肠液总量增多，超过结肠的吸收限度而发生腹泻，排出大量的无脓血的水样便，可导致患儿水、电解质紊乱。

侵袭性肠炎：各种侵袭性细菌感染可引起渗出性腹泻，如志贺菌属、沙门菌、侵袭性大肠杆菌、耶尔森菌等可直接侵袭小肠或结肠肠壁，穿入上皮细胞内，使细胞蛋白溶解并在其中生长繁殖，使黏膜充血、水肿，炎症细胞浸润引起渗出和溃疡等病变。患儿排出含有大量白细胞和红细胞的菌痢样粪便；结肠由于炎症而不能充分吸收来自小肠的液体，且某些致病菌还能产生肠毒素，故也可同时发生水泻。

B. 非感染性腹泻：主要由于饮食不当引起，当进食过量或食物成分不恰当时，消化过程发生障碍，食物不能充分消化和吸收而积滞在小肠上部，使肠腔内酸度下降，有利于肠道下部的细菌上移和繁殖，致使食物发酵和腐败（内源性感染），使消化功能更为紊乱。糖类消化不良被细菌分解产生的短链有机酸使肠腔内渗透压增高（渗透性腹泻），并协同腐败性毒性产物刺激肠壁使肠蠕动增加导致腹泻、脱水和电解质紊乱。过敏性腹泻主要是变态反应所致。

（2）中医病因病机

小儿泄泻发生的原因，以感受外邪、内伤饮食、脾胃虚弱为多见。

感受外邪：小儿脏腑娇嫩，肌肤薄弱，冷暖不知自调，易为外邪侵袭而发病。外感风、寒、暑、湿、热邪均可致泻，唯无燥邪致泻之说，盖因脾喜燥而恶湿。其他外邪则常与湿邪相合而致泻，故前人有"无湿不成泻""湿多成五泻"之说。由于气候的因素，一般冬春多为风寒（湿）致泻，夏秋多暑湿（热）致泻。小儿暴泻以湿热泻最为多见。

内伤饮食：小儿脾常不足，运化力弱，饮食不知自节，若调护失宜，乳哺不当，饮食失节或不洁，过食生冷瓜果或不消化食物，皆能损伤脾胃，而发生泄泻。故《素问·痹论》说："饮食自倍，肠胃乃伤。"伤食泻可单独发生，但更多于其他泄泻证候中兼见。

脾胃虚弱：先天禀赋不足，后天调护失宜，或久病迁延不愈，皆可导致脾胃虚弱。胃弱则腐熟失职，脾虚则运化失常，因而水反为湿，谷反为滞，清浊不分，合污而下，而成脾虚泻。亦有暴泻实证，失治误治，迁延不愈，损伤脾胃，而由实证转为虚证泄泻者。

脾肾阳虚：脾虚致泻者，一般先耗脾气，继伤脾阳，日久则脾损及肾，造成脾肾阳虚。肾阳不足，火不暖土，阴寒内盛，水谷不化，并走肠间，而致澄澈清冷、洞泄而下的脾肾阳虚泻。

其主要病变在脾胃，因胃主受纳腐熟水谷，脾主运化水谷精微，若脾胃受病，则饮食入胃，水谷不化，精微不布，清浊不分，合污而下，致成泄泻。故《幼幼集成·泄泻证治》说："夫泄泻之本，无不由于脾胃。盖胃为水谷之海，而脾主运化，使脾健胃和，则水谷腐化而为气血以行荣卫。若饮食失节，寒温不调，以致脾胃受伤，则水反为湿，谷反为滞，精华之气不能输化，乃致合污而下降，而泄泻作矣。"

19.1.3　小儿腹泻的临床表现

1）轻型：起病可缓可急，以胃肠道症状为主，食欲缺乏，偶有溢乳或呕吐，大便次数增多（3~10 次/天）及性状改变；无脱水及全身酸中毒症状，多在数日内痊愈，常由饮食因素及肠道外感染引起。佝偻病或营养不良患儿，其腹泻虽轻，但常迁延，可继发其他疾病。患儿可表现为无力、面色苍白、食欲低下。大便镜检可见少量白细胞。

2）重型：常急性起病，也可由轻型逐渐加重、转变而来，除有较重的胃肠道症状外，还有较明显的脱水、电解质紊乱和全身中毒症状（发热、烦躁、精神委靡、嗜睡甚至昏迷、休克）。本型多由肠道内感染引起。

19.1.4　小儿腹泻的临床诊断

根据发病季节、病史、临床表现和大便性状易于做出临床诊断。必须判定有无脱水（性质和程度）、电解质紊乱和酸碱失衡；注意寻找病因，肠道内感染的病原学诊断比较困难，从临床诊断和治疗需要考虑，可先根据大便常规有无白细胞将腹泻分为以下两组。

大便无或偶见少量白细胞者，为侵袭性以外的病因（如病毒、非侵袭性细菌、寄生虫等肠道内外感染或喂养不当）引起的腹泻，多为水泻，有时伴脱水症状，应与生理性腹泻、导致小肠消化吸收功能障碍的各种疾病如乳糖酶缺乏、葡萄糖-半乳糖吸收不良、失氯性腹泻、原发性胆酸吸收不良、过敏性腹泻等鉴别。

大便有较多白细胞者，表明结肠和回肠末端有侵袭性炎症病变，常由各种侵袭性细菌感染所致（细菌性痢疾、伤寒沙门菌肠炎、侵袭性大肠杆菌肠炎等）。仅凭临床表现难以区别，必要时进行大便细菌培养、细菌血清型和毒性检测。还需与坏死性小肠结肠炎鉴别。若抗生素治疗无效、腹泻时间较长者，尚需与Crohn 病、溃疡性结肠炎、肠息肉合并感染鉴别。

19.2　水疗技术在小儿腹泻中的临床应用

19.2.1　技术一

1）配方：白扁豆 30g，葛根 30g，车前草 50g。

2）用法：上药加清水适量，煎煮 20～30 分钟，将药液倒入盆内，稍温时，浸泡患儿足部 30～60 分钟，药温保持在 30℃ 左右，冷则加热，每天浸洗 2～3 次，每次 1 剂。

3）功效：清热利湿；适用于小儿腹泻，一般需浸泡 10 次左右即见效，总有效率为 96%。

19.2.2　技术二

1）配方：黄荆叶 30g，木瓜、辣蓼草各 250g。

2）用法：上药煎水，温洗四肢，每天 2～3 次。

3）功效：祛风利湿，解毒消肿；适用于泄泻、呕吐者。

19.2.3　技术三

1）配方：白胡椒、透骨草各 9g，艾叶 15g。

2）用法：上药共煎 3～4 沸，待温后浸洗患儿双足 10 分钟，每天 3 次，每剂药可洗 3 次，一般连洗 2～3 天。

3）功效：温中、理气、除湿；适用于婴儿腹泻（寒证）。

19.2.4　技术四

1）配方：白胡椒、透骨草各 10g，艾叶、苍术各 15g，吴茱萸 5g。

2）用法：上药加清水适量，煎煮至 3～4 沸，将药液倒入盆内，稍温后浸泡患儿双足，并用药水洗小腿，每天浸洗 3 次，每次 15～20 分钟，每天 1 剂。

3）功效：温脾暖胃，除湿散寒；适用于小儿泄泻及患儿体温正常或仅有低热的脾胃虚寒型腹泻。

19.2.5　技术五

1）配方：刺蒺藜 30～60g。

2）用法：上药加清水 2000ml，煮沸 30 分钟，去渣取汁，将药液倒入盆内，温洗双下肢，间或不断揉搓足底、足背及腓肠肌，每次洗浴 15～20 分钟，每天 1 剂，每天洗 2 次，5～7 天为 1 个疗程。

3）功效：祛风除湿，调理肝脾；主治小儿腹泻及有发热、呕吐、腹痛者。